女性健康与优生优育

NÜXING JIANKANG YU YOUSHENG YOUYU

张海燕　编著

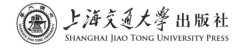

上海交通大学出版社
SHANGHAI JIAO TONG UNIVERSITY PRESS

内容提要

本书分为女性健康和优生优育两大部分，对女性一生中重要阶段的健康保健进行介绍。女性健康部分围绕饮食、起居、运动方面的内容展开，同时还关注女性心理的异常与疾病的防治；优生优育部分根据女性孕育生命的不同时期进行划分，分别介绍孕前、孕中与产后的必要检查、健康指导等相关内容。本书可供广大对女性健康与优生优育理论感兴趣的读者阅读使用。

图书在版编目（CIP）数据

女性健康与优生优育 / 张海燕编著. --上海 ： 上海交通大学出版社，2023.12
ISBN 978-7-313-29713-6

Ⅰ. ①女⋯ Ⅱ. ①张⋯ Ⅲ. ①女性－保健－基本知识②优生优育－基本知识 Ⅳ. ①R173②R169.1

中国国家版本馆CIP数据核字（2023）第202306号

女性健康与优生优育
NÜXING JIANKANG YU YOUSHENG YOUYU

编　　著：张海燕
出版发行：上海交通大学出版社
邮政编码：200030
印　　制：广东虎彩云印刷有限公司
开　　本：710mm×1000mm 1/16
字　　数：200千字
版　　次：2023年12月第1版
书　　号：ISBN 978-7-313-29713-6
定　　价：198.00元

地　　址：上海市番禺路951号
电　　话：021-64071208
经　　销：全国新华书店
印　　张：17
插　　页：2
印　　次：2023年12月第1次印刷

著者简介
ZHUZHEJIANJIE

张海燕

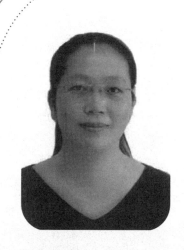

毕业于北京大学医学网络教育学院，现就职于山东省济宁市妇幼保健计划生育服务中心计划生育技术服务管理部。擅长计划生育技术，如孕前评估、孕前高风险人群咨询指导等。发表论文《米索前列醇用于负压吸引术镇痛、扩张宫颈的疗效及降低重复流产的临床应用》与《前列腺素类药物用于计划生育手术中的临床效果观察》。2014年参加济宁市妇幼健康技能竞赛获得个人三等奖，2015年获得山东省妇幼健康服务"先进个人"称号，并且多次荣获济宁市计划生育"先进个人"称号。

对于当代女性而言，拥有健康才能充满活力，精神抖擞，充分塑造并展示女性的智慧与美，使工作更顺利、生活更幸福。健康是女性的根本，是女性幸福一生最大的资本。然而，真正拥有健康并不容易，工作压力、生活习惯、环境污染，以及疾病侵袭，这些因素或大或小都会对女性健康产生影响。因此，女性朋友正确认识、调理、保护自己的身体，不仅是成为一个健康女性、魅力女性的需要，也是对自己的家庭和未来负责。

世界卫生组织曾提出"人类健康中，15% 取决于遗传，10% 取决于社会条件，8% 取决于医疗条件，7% 取决于自然环境，剩下的 60%则取决于生活方式"的观点。也就是说，我们的健康有 60% 源于日常的生活习惯，因此，养成良好的生活习惯、培养健康的生活方式十分重要。另外，女性朋友的一生中有着至关重要的一个阶段——妊娠期。对于妊娠期女性来讲，想要做到优生优育，仅依靠生活习惯与生活方式的改善是不够的，还需要掌握科学的生育指导，做好孕产期知识储备，为顺利度过孕产期保驾护航。为此，编者特结合多年临床工作经验，参阅大量相关资料，编写了《女性健康与优生优育》一书。

本书旨在呵护广大女性朋友的身心健康，普及优生优育知识，提高女性自我保健能力。全书内容立足于女性健康，同时专门讲解优生优育的相关知识。在女性健康部分，围绕女性的饮食、起居、运动、心理等几个方面，向读者介绍生活中哪些因素会导致女性产生健康问题，在哪些方面可以维护女性健康等；在优生优育部分，根据女性孕育宝宝的整个过程划分为孕前、孕中和产后3个阶段，针对孕妈妈需要注意的问题、必要的检查、生活上的指导，以及新生儿的管理做了一一阐述。本书内容详实、层次清晰、语言流畅，针对性与实用性强，希望通过阅读本书，广大女性朋友能够掌握科学的理论，用知识解决健康方面的疑问和烦恼，去除生理和心理上的不适，达到身心健康的最佳状态。

　　本书编写过程中，虽力求完美，但由于社会进步速度飞快，加之编写时间有限，书中难免存在不足之处，望广大读者积极指正。

张海燕

济宁市妇幼保健计划生育服务中心

2023年4月

目录

第一部分　女性健康

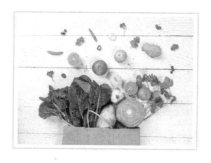

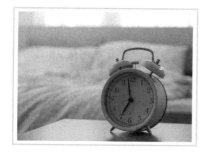

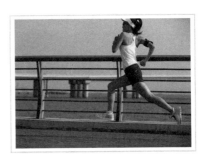

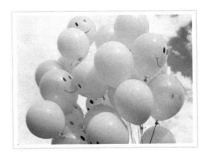

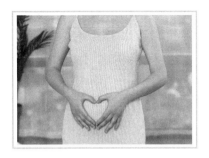

第二部分　优生优育

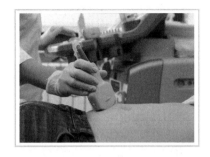

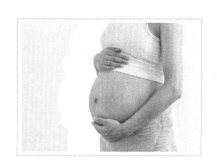

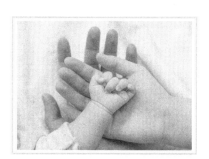

第一部分 女性健康

世界卫生组织在《组织法》序言部分对健康的定义为："健康不仅是疾病或羸弱之消除，健康乃是一种在身体上、精神上和社会上的完好状态"。因此，人体仅在没有疾病的情况下并不能定义为健康状态，而是需要躯体、心理和社会适应三方面的协同配合，即整体健康观。整体健康观不是以治疗疾病为最终目标，而是使人在持续变化的环境中不断适应、自我认知与自我管理，从而呈现和谐有序、动态平衡的一种完美状态，其落脚点在于幸福生活的体验和生命价值的实现。因此，整体健康观是一种较为先进，并且符合时代发展的健康观念。

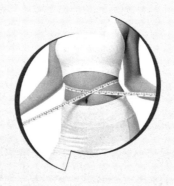

饮食篇

YIN SHI PIAN

女性饮食营养攻略

一、平衡膳食八准则

中国营养协会针对我国居民目前的营养和膳食情况，制定了《中国居民膳食指南 2022》。其中，归纳了 8 条基本准则作为 2 岁以上健康人群合理膳食的遵循原则，具体内容如下。

（一）食物多样，搭配合理

1. 核心推荐

坚持谷类为主的平衡膳食模式；每天的膳食应包括谷薯类、蔬菜水果、畜禽鱼蛋奶和豆类食物；平均每天摄入 12 种以上食物，每周 25 种以上，合理搭配；每天摄入谷类食物 200 ～ 300 g，其中包含全谷物和杂豆类 50 ～ 150 g；薯类 50 ～ 100 g。

2. 推荐解读与实际应用

食物多样性是指一日三餐膳食的食物种类全、品样多，是平衡膳食的基础，食物多样、平衡膳食才能满足人体的营养需要。合理搭配是指食物种类和重量的合理化，膳食的营养价值通过合理搭配得以提高，是平衡膳食的保障，只有将各类食物的品种和数量合理搭配才能实现平衡膳食的目标。日常饮食中可以做到食物分量小、数量多、同类食物常变换、不同食物巧搭配等，保证每天都进食全谷物与杂豆类，同时合理搭配薯类食物。

谷薯杂豆类食物是碳水化合物、蛋白质、B族维生素、部分矿物质和膳食纤维的良好来源。增加全谷物摄入可降低全因死亡风险、2型糖尿病和心血管疾病的发病风险，有助于维持正常体重、延缓体重增长；增加薯类摄入可降低便秘的风险，但同时摄入过多油炸薯片和薯条可增加肥胖的风险。

（二）吃动平衡，健康体重

1. 核心推荐

各年龄段人群都应天天进行身体活动，保持健康体重；食不过量，保持能量平衡；坚持日常身体活动，每周至少进行5天中等强度身体活动，累计150分钟以上；主动身体活动最好每天6 000步；鼓励适当进行高强度有氧运动，加强抗阻运动，每周2～3天；减少久坐时间，每小时起来动一动。

2. 推荐解读与实际应用

培养健康的饮食和运动习惯是控制体重或增重的必需措施。体重过轻或过重都可能导致疾病发生风险增加，其中，超重和肥胖是慢性病的独立危险因素。运动有利于身心健康，维持健康体重取决于机体的能量平衡。增加身体活动可以降低心血管疾病、2型糖尿病和结肠癌、乳腺癌等疾病的发病风险，有效消除压力，缓解抑郁和焦虑，改善认知、睡眠和生活质量。

一般而言，一个人一天吃多少量食物是根据能量需要而计算出来的，故一天吃多少以食物供给是否满足一天能量需要为衡量标准。根据《中国居民膳食营养素参考摄入量》，我国 6 岁以上女性不同身体活动水平（physical activity level，PAL）的能量需要量见图 1-1。

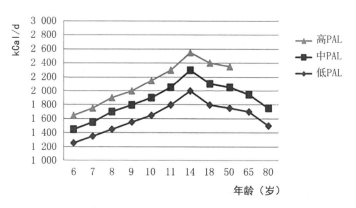

图1-1　中国6岁以上女性不同PAL下能量需要量

体重变化是判断一段时期内能量平衡与否最简便易行的指标，也是判断吃动是否平衡的指标。目前常用的判断健康体重的指标是体质指数（body mass index，BMI），我国成年人的体质指数参考范围如下（表 1-1）。

表1-1　中国成年人体质指数参考范围

分类	BMI（kg/m^2）
肥胖	BMI≥28.0
超重	24.0≤BMI＜28.0
体重正常	18.5≤BMI＜24.0
体重过低	BMI＜18.5

日常生活中定时定量进餐、吃饭时细嚼慢咽、减少高能量加工食品的摄入等措施可帮助做到食不过量。同时，除家务活动、职业性身体活动、交通往来等日常身体活动外，还应加强主动性运动，通常身体活动量应占总能量消耗的 15% 以上。

（三）多吃蔬果、奶类、全谷、大豆

1. 核心推荐

蔬菜水果、全谷物和奶制品是平衡膳食的重要组成部分；餐餐有蔬菜，保证每天摄入不少于 300 g 的新鲜蔬菜，深色蔬菜应占 1/2；天天吃水果，保证每天摄入 200 ～ 350 g 的新鲜水果，果汁不能代替鲜果；吃各种各样的奶制品，摄入量相当于每天 300 mL 以上液态奶；经常吃全谷物、大豆制品，吃适量的坚果。

2. 推荐解读与实际应用

蔬菜水果能够提供丰富的微量营养素、膳食纤维和植物化学物，增加绿色叶菜摄入量可降低肺癌的发病风险。牛奶及其制品可增加儿童青少年骨密度，酸奶可以改善便秘、乳糖不耐受。增加全谷物的摄入可减缓体重增长。大豆及其制品含有多种有益健康的物质，对降低绝经后女性骨质疏松症、乳腺癌的发病风险有一定益处。

在一餐的食物中，首先保证蔬菜重量约占 1/2，并且选择新鲜应季的水果进食。奶制品中，酸奶、奶酪等有不同的风味及蛋白质浓度，可以丰富饮食多样性，同样的，豆腐、豆腐干、豆腐丝等制品也可作为大豆制品轮换食用，既能变换口味，又能满足营养需求。摄入适量的坚果有益健康，但其能量应该计入一日三餐的总能量之中。

（四）吃适量的鱼、禽、蛋、瘦肉

1. 核心推荐

鱼、禽、蛋类和瘦肉摄入要适量，平均每天 120 ～ 200 g；每周最好吃鱼 2 次或 300 ～ 500 g，蛋类 300 ～ 350 g，畜禽肉 300 ～ 500 g；少吃深加工肉制品；鸡蛋营养丰富，吃鸡蛋不弃蛋黄；优先选择鱼，少吃肥肉、烟熏和腌制肉制品。

2. 推荐解读与实际应用

目前我国居民食用畜肉、禽肉、鱼和蛋类的比例不适当，畜肉摄入过高，鱼、禽肉摄入过低。增加鱼类摄入可降低全因死亡风险及脑卒中的发病风险，摄入适量的禽肉和鸡蛋与心血管疾病的发病风险无明显关联。但过量摄入畜肉会增加 2 型糖尿病、结肠癌、直肠癌和肥胖发生的风险，烟熏肉会增加胃癌和食管癌的发病风险。

日常饮食中应将鱼、禽、蛋类和瘦肉食物均匀分配在各餐中，避免集中进食。烹制肉类时，可将大块肉分割成小块以便食用者掌握摄入量。鱼类和蛋类可采用蒸、煮、炒等方法，尤其鸡蛋中的蛋黄是营养素集中的部位，不可丢弃。畜禽肉类尽量多蒸煮、少烤炸，减少营养素的丢失。熏腌和深加工肉制品不仅含盐量高，而且油脂过度氧化也可能导致食品安全问题，长期食用会给人体健康带来风险。

（五）少盐少油，控糖限酒

1. 核心推荐

培养清淡饮食习惯，少吃高盐和油炸食品。成年人每天摄入食盐不超过 5 g，烹调油 25 ～ 30 g；控制添加糖的摄入量，每天不超过 50 g，最好控制在 25 g 以下；反式脂肪酸每天摄入量不超过 2 g；不喝或少喝含糖饮料；儿童青少年、孕妇、乳母，以及慢性病患者不应饮酒。成年人如饮酒，一天的饮用量不超过 15 g。

2. 推荐解读与实际应用

我国居民油、盐摄入量居高不下是我国肥胖和慢性病发生发展的关键影响因素。高盐摄入可增加高血压、脑卒中、胃癌和全因死亡的发生风险。过多摄入含糖饮料可增加儿童青少年龋齿和肥胖的发病风险。脂肪摄入过多可增加肥胖的发生风险；摄入过多反式脂肪酸会增加心血管疾病的发生风险。饮酒可增加肝损伤、胎儿酒精综合征、痛风、结直肠癌、乳腺癌等疾病的发生风险；过量饮酒还可增加心脑血管等疾病的发生风险。

日常烹饪可以使用定量盐勺，尽量保留食材的天然味道，也可以通过不同味道的调节来降低对咸味的依赖。烹饪方式中，蒸、煮、炖、焖等可以减少用油量，同时不同食用油的脂肪酸组成差异也较大，应注意经常换品类采购。控制糖摄入量应做到尽量少喝或不喝含糖饮料，少吃甜点，并且要注意隐形糖，选择碳水化合物或含糖量低的食物。

（六）规律进餐，足量饮水

1. 核心推荐

合理安排一日三餐，定时定量，不漏餐，每天吃早餐；规律进餐、饮食适度，不暴饮暴食、不偏食挑食、不过度节食；足量饮水，少量多次。在温和气候条件下，低身体活动水平成年男性每天喝水 1 700 mL，成年女性每天喝水 1 500 mL；推荐喝白水或茶水，少喝或不喝含糖饮料，不用饮料代替白水。

2. 推荐解读与实际应用

规律三餐有助于控制体重，降低超重肥胖和糖尿病的发生风险。吃好早餐有助于满足机体营养需要，还有助于维持血糖平稳、改善认知能力和工作效率。一日三餐，两餐的时间间隔以 4 ～ 6 小时为宜。早餐的食物应包括谷薯类、蔬菜水果、动物性食物、奶豆坚果 4 类食物；午餐的主食可选择米或面制品，做到粗细搭配，建议进食 2 ～ 3 种蔬菜、1 ～ 2 种动物性食物、1 种豆制品、1 份水果；晚餐不宜过于丰盛、油腻，应确保食物品种丰富，同时做到清淡少油少盐。

暴饮暴食、经常在外就餐会增加超重肥胖的发生风险。在平衡膳食的原则下，适度节食有助于控制体重。但应注意要避免采取过度节食或不科学的方式减轻体重，建立正确的健康观，合理安排一日三餐和身体活动。喝足量的水可以保持机体处于适宜的水合状态，维护正常生理功能。饮水过少引起的脱水状态会降低认知能力和体能，增加泌尿系统疾病的患病风险，女性朋友应主动喝水、少量多次，喝水可以在一天中的任意时间。

（七）会烹会选，会看标签

1. 核心推荐

在生命的各个阶段都应做好健康膳食规划；认识食物，选择新鲜的、营养素密度高的食物；学会阅读食品标签，合理选择预包装食品；学习烹饪、传承传统饮食，享受食物天然美味；在外就餐，不忘适量与平衡。

2. 推荐解读与实际应用

合理膳食的第1步就是要了解不同食物的营养特点及营养素密度等内容。不同区域的食物资源和膳食模式具有一定差异，因此，选择当地、应季的食物可以最大程度的保留营养。选购食品时查看配料表及营养成分，参考食品原料、提供的能量，以及营养成分等信息。在家烹饪时根据膳食能量的需求确定食物和用量，根据事物特点、饮食习惯选择适当的烹饪方式，通过一段时间内自我观察体重和体脂成分变化状况对能量需要量进行微调。

（八）公筷分餐，杜绝浪费

1. 核心推荐

选择新鲜卫生的食物，不食用野生动物；食物制备生熟分开，熟食二次加热要热透；讲究卫生，从分餐公筷做起；珍惜食物，按需备餐，提倡分餐不浪费；做可持续食物系统发展的践行者。

2. 推荐解读与实际应用

饮食卫生是预防食源性疾病发生的前提。选择本地、当季食物，保证新鲜卫生，也是节能、低碳、环保的重要措施。面对滥食野生动物所引发的人类疾病和重大公共卫生安全问题，我们每个人都应该自觉禁食包括人工繁育、人工饲养类在内的陆生野生动物。无论是在家吃饭，还是餐馆就餐，使用公筷公勺、推行分餐制都应是一场积极推行的"餐桌革命"。厉行节约反对浪费，既是保障国家粮食安全的迫切需要，也是弘扬中华民族勤俭节约传统美德、推进文明餐饮，促进"新食尚"的重要举措。

二、中国居民平衡膳食宝塔

中国居民平衡膳食宝塔是根据《中国居民膳食指南 2022》的准则与核心推荐，将平衡膳食原则转化为各类食物的数量和所占比例的图形化表示，如图 1-2。制定膳食指南的指导思想是使人类营养需求得到满足，并主要通过合理膳食来完成。中国居民平衡膳食宝塔形象化的组合，遵循了平衡膳食的原则，体现了在营养上比较理想的基本食物构成。

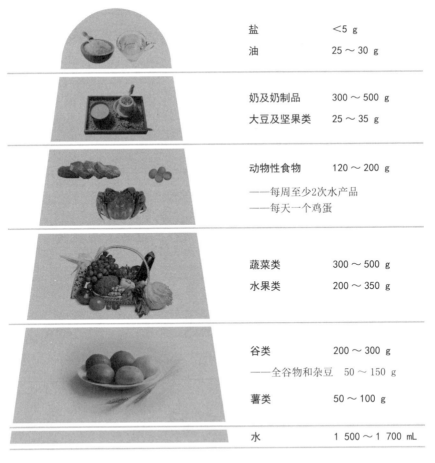

盐	<5 g
油	25～30 g
奶及奶制品	300～500 g
大豆及坚果类	25～35 g
动物性食物	120～200 g
——每周至少2次水产品	
——每天一个鸡蛋	
蔬菜类	300～500 g
水果类	200～350 g
谷类	200～300 g
——全谷物和杂豆	50～150 g
薯类	50～100 g
水	1 500～1 700 mL

图1-2 中国居民平衡膳食宝塔（2022）

谷薯类是膳食能量的主要来源，也是多种微量营养素和膳食纤维的良好来源。在 6 697 ～ 10 046 kJ 能量需求水平下，建议成年人每人每天摄入谷类 200 ～ 300 g，其中包含全谷物和杂豆类 50 ～ 150 g。另外，薯类 50 ～ 100 g。

蔬菜水果是膳食纤维、微量营养素和植物化学物的良好来源。在 6 697 ～ 10 046 kJ 能量需求水平下，推荐成年人每天蔬菜摄入量至少达到 300 g，水果 200 ～ 350 g。

新鲜的动物性食物是优质蛋白质、脂肪和脂溶性维生素的良好来源，在 6 697 ～ 10 046 kJ 能量需要量水平下，推荐每天鱼、禽、肉、蛋摄入量共计 120 ～ 200 g。

奶类、大豆和坚果是蛋白质和钙的良好来源，营养素密度高。在 6 697 ～ 10 046 kJ 能量需求水平下，推荐每天应摄入至少相当于鲜奶 300 g 的奶类及奶制品。

油盐作为烹饪调料必不可少，但建议尽量少用。推荐成年人平均每天烹调油 25 ～ 30 g，食盐摄入量不超过 5 g。

水是膳食的重要组成部分，是一切生命活动必需的物质，来自食物中水分和膳食汤水大约占 1/2，推荐一天中饮水和整体膳食（包括食物中的水、汤、粥、奶等）水摄入共计 2 700 ～ 3 000 mL。

三、维持女性健康的几种营养素

（一）维生素

1. 维生素 A

维生素 A 主要维持正常视觉和维持上皮细胞的正常结构和功能，对皮肤的表皮层有保护作用，有助保持皮肤柔软和丰满，改进皮肤的锁水功能。维生素 A 还有较明显的抗角质化的效果，并能延缓皮肤老化，增强新陈代谢，使皮肤保持更年轻的状态，起到滋润、调理和延缓皮肤衰老的作用，所以女性朋友应常食含维生素 A 多的食物。

维生素 A 主要来源于动物肝脏、鱼肝油、鱼卵、奶制品、蛋类。一些植物含有维生素 A 原即胡萝卜素，在小肠可以合成维生素 A，如芹菜、菠菜、胡萝卜、辣椒、油菜、番茄、杏、柿子等。

2. 维生素 C

维生素 C 具有抗氧化、促进胶原蛋白合成、延缓细胞衰老和凋亡，以及抗癌抗肿瘤等生理作用。在皮肤表皮下方有色素母细胞，这些细胞一受刺激会生出色素，如果含量太多无法排泄，便会沉积在皮肤里而形成黑斑、雀斑。如摄取充分的维生素 C 便能抑止色素母细胞分泌过量的色素，并且能将多余的色素迅速排出体外，以维持正常的新陈代谢。

缺乏维生素 C 易患维生素 C 缺乏病并出现伤口不易愈合、虚弱、牙齿易出血、舌苔厚重等病症。人体不能制造维生素 C，必须每天从富含维生素 C 的食物中摄取以满足身体需要。新鲜蔬菜、水果中的维生素 C 含量较高。芹菜、辣椒、西红柿、苦瓜、菜花、芥蓝，以及酸枣、红果、沙田柚、柑橘、猕猴桃中维生素 C 的含量都很丰富。女性朋友可多食上述食物。

3. 维生素 D

维生素 D 的主要生理功能是调节钙、磷的代谢，促进肠内钙、磷的吸收和骨质钙化，维持血钙与血磷的平衡，促进骨骼生长，调节细胞生长分化，调节免疫。维生素 D 不足时，钙、磷在骨骼中的沉积下降，易出现佝偻病和软骨症，牙齿也会发育不良，并导致生长受阻。

动物肝脏、含脂肪高的海鱼、奶油、蛋黄等含有较多的维生素 D，瘦肉、奶、坚果中含微量维生素 D，水果、蔬菜和谷类食品则含有极少量维生素 D 或不含维生素 D。所有鱼肝油都是维生素 D 的丰富来源。

4. 维生素 E

维生素 E 具有多种生物活性，对一些疾病有防治作用。它是一种很强的抗氧化剂，能够延缓机体衰老，可激发机体的免疫系统防止体内各种组织中致癌物的形成，可以维持结缔组织弹性，促进血液循环，保护皮肤黏膜使皮肤滋润，从而达到美容护肤的作用。此外，维生素E可防止白内障发生，延缓早老性痴呆，治疗胃溃疡，调节血压等，并与其他维生素具有协同等作用。

维生素E主要存在于各种植物原料中，特别是油料种子、某些谷物、坚果和绿色蔬菜中，含维生素E丰富的食物还有谷物胚芽、葵花子、核桃、鸡蛋、麦胚油及其他植物油脂等。动物性食品中维生素E的含量通常不高，一般受摄入动物性膳食中维生素E含量的影响。建议女性多食坚果和绿叶蔬菜等富含维生素E的食物。

5. 维生素K

维生素K具有促进凝血、参与骨骼代谢的生理功能，当体内缺乏维生素K时，易出现骨质疏松症，增加骨折发生的风险。女性每天至少保证90 mg维生素K的摄入，必要时可以选择含维生素K的保健品。

蔬菜中菠菜的维生素K含量极高，其他如生菜、圆白菜、芦笋等也含有较多的维生素K。豆油中维生素K含量较棉籽油与橄榄油的高，女性朋友日常饮食中可注意饮食搭配，合理补充维生素K。

（二）矿物质

1. 钙

钙具有形成和维持骨骼和牙齿的结构、维持肌肉和神经的正常活动、参与血凝等生理功能。钙的吸收需要维生素D参与，适量的维生素D、某些氨基酸、乳糖和适当的钙磷比均有利于钙的吸收。同时，不利于钙吸收的食物包括菠菜、竹笋等，其中的草酸、膳食纤维等会影响钙的吸收。蛋白质摄入过高时会增加肾小球的滤过作用，降低肾小管对钙的重吸收，增加了钙排出。更年期女性由于体内雌激素水平下降，会导致钙流失过多，出现骨密度下降，引起骨质疏松症。

中国营养学会提出成年人的适宜钙摄入量为 800 毫克 / 天。钙摄入量过低可导致钙缺乏症，如儿童时期的佝偻病和成年人的骨质疏松症。钙摄入过量可增加肾结石、高钙血症、碱中毒等的发病风险。食物中豆类、坚果类、绿色蔬菜均是钙的良好来源，少数食物如虾皮、海带、芝麻酱等含钙量也很高。更年期患有骨质疏松症的女性需要注意补充钙元素，可适当增加日晒的时间。

2. 铁

铁具有参与氧的转运与组织呼吸、参与红细胞的形成与成熟、增强机体免疫的生理功能，女性的月经伴随着铁流失，因此补铁对女性朋友来说极为重要。铁缺乏会导致缺铁性贫血、异食癖、反甲（指趾甲板畸形）等症状，含铁丰富并容易吸收的食物有猪肝、羊肚、鸭血、豆制品、芝麻、海带、蘑菇、桂圆等。

（三）膳食纤维

膳食纤维是一种多糖，它既不被胃肠道消化吸收，也不产生能量，但对人体的新陈代谢却又很大作用。膳食纤维具有增加营养、控制血糖、降低血脂、吸附毒素、保护口腔与皮肤的功能，同时膳食纤维易使人产生饱腹感，从而减少热量的摄取帮助减肥。女性朋友多食含纤维多的食物，有益健康。

一日三餐有技巧

一、合理安排饮食时间

我国传统的进食方法是一日三餐，即早、中、晚三餐。按照相对固定的时间，有规律地进食，可以保证正常的消化、吸收功能，脾胃协调配合，肠胃有张有弛，食物则可有条不紊地被消化、吸收和利用。若不分时间，随意进食，零食不离口，就会使肠胃长时间工作，得不到休息，以致肠胃消化的正常规律被打破。

早餐时间最好控制在 7：00 左右。此时太阳刚刚升起，身体慢慢苏醒，消化功能也已经开始运转，胃肠道处于苏醒状态，能高效地消化吸收食物中的营养成分，是早餐的最佳时间。

午餐时间适合在 12：00 ～ 13：00。每天上午完成工作、学习要耗费大量能量，忙碌一上午后可能已经感到饥饿，这个时候午餐补充营养就极为重要，需要注重营养搭配。

晚餐时间最好控制在 18：00 左右。19：00 之后身体的消化吸收能力开始变弱，进食时间太晚反而会增加肠胃负担，并且晚餐尽量要在睡前 4 个小时解决，这是食物在胃肠道中完全消化吸收所需的时间。否则带着未消化的食物入睡，不仅会堆积脂肪还会影响睡眠质量。

二、饭前适量喝汤

中医养生学认为，先喝点汤再吃饭是比较好的做法。这是因为从口腔、咽喉、食管到胃这一食物必经之路犹如一条传输通道，吃饭前喝上几口汤就等于给这条通道加注了"润滑剂"，有利于食物顺利下咽，还可防止进食比较干硬的食物刺激消化道黏膜。另外，人的胃一般要经过 4 个小时才可把原存的食物消化完，此时胃是空虚的所以才会产生饥饿感。如果这时马上吃饭就会对胃产生比较大的刺激，长期如此易引起消化不良等症状。如果吃饭前先喝点汤，就会减轻胃部空虚时突然受到的严重刺激，对胃有一定的保护作用。这正如运动之前做些准备活动一样，能使整个消化器官运动起来，使消化腺分泌足够的消化液来消化食物，也更有利于对食物养料的吸收利用。

虽然饭前喝汤有益健康，但并不意味着喝得越多越好。一般情况下，中晚餐前以半碗汤为宜，而早餐前因一夜睡眠后水分损失较多，可适当多喝一点。

三、饮食定量

饮食定量即饮食要有限度，保持不饱不饥，尤其是不暴饮暴食，否则会使肠胃功能紊乱，引发疾病。现代医学认为，人体对食物的消化、吸收和利用，主要靠正常的脾胃功能。若饮食过量，短时间内突然进食大量食物，势必加重胃肠负担，使食物不能及时消化，进一步影响营养物质的吸收，从而产生一系列疾病。相反，进食过少则人体生命活动缺乏物质基础，日久会导致营养不良及相应的病变。因此，饮食有节、食量有度是保证身体健康的重要条件。

（一）暴饮暴食有害健康

暴饮暴食是一种比较常见的危害健康的饮食习惯，其危害主要体现在以下方面。

（1）肥胖：暴饮暴食意味着摄入严重超量的饮食，若摄入量超出身体需求，多余的热量就容易变成脂肪储存起来，结果就是容易肥胖。

（2）胃部疾病：单次饮食越多，胃酸分泌也越多，胃黏膜则越薄，高浓度的胃酸更容易突破胃黏膜屏障，就容易因为腐蚀胃壁而形成胃炎，严重者可形成胃溃疡。

（3）肠炎：大量的食物会破坏肠道菌群的平衡、降低肠壁的保护效果、影响肠道蠕动速度和肠壁紧张度、增加消化酶的浓度等，这些因素会导致肠壁充血肿胀进而形成慢性炎症和功能失常。

（4）胰腺炎：突然摄入大量饮食，会造成胰腺大幅增加消化液的分泌量，这些大量出现的消化液会对胰腺组织进行化学性腐蚀破坏，导致胰腺炎。

（5）神经衰弱：消化系统拥有仅次于大脑的巨量神经细胞，吃得越多，消化吸收过程中所产生的信息量就越大，大量的信息会通过迷走神经投射到大脑，影响大脑功能而导致神经衰弱、专注力下降、思维混乱等。

（6）脂肪肝：摄入过多的热量会在肝脏内形成大量脂肪，这些脂肪会堆积在肝细胞内形成脂肪肝，严重的甚至会发生肝细胞凋亡，甚至形成肝硬化等。

（7）长期的过负荷会导致肾功能下降等问题的发生。

（二）适当节食有助健康

人们常说"饭吃七分饱"，调查发现适当节食对人体健康至关重要，我国长寿老人即使经常进行力所能及的体育锻炼，也普遍注意节食。女性中老年脑力劳动者如果体力活动少，尤其需要节食。否则过多的食物可以加重肠胃道与心血管系统的负担。节食之所以有助于健康主要与以下几个方面相关。

（1）节食能显著降低体内胰岛素等激素的水平，有助于防治糖尿病、肥胖症和高血压病等疾病。

（2）节食能使体内代谢速度减慢，从而明显减少体内各种代谢产物的产生和蓄积，有助于防治肝功能与肾功能损害。

（3）节食有助于促进细胞遗传物质的合成与修复，促使组织细胞的更新和预防肿瘤的发生。

但同时需要注意，女性朋友过度节食可能导致皮肤松弛、畏寒、贫血、脱发、月经紊乱和闭经，并且增加患胆结石及骨质疏松症的风险。

四、吃饭做到细嚼慢咽

食物从人们的口腔中咽下后，经过消化道有规律的蠕动，与各种消化酶充分融合并经过其分解处理，发生一系列极其复杂的生物化学变化，产生人体新陈代谢所需的能量，保证人体的生长、发育、日常活动和生活的需要。那么吃饭时做到细嚼慢咽有什么好处呢？主要体现在以下几个方面。

（一）减轻胃肠负担

人的口腔是一个重要的消化器官，它就像一个搅拌机，通过牙齿的研磨和切割使食物与唾液充分结合，唾液有促进食物消化的功能，而且多次咀嚼能把食物磨碎，胃可以在一个较为宽松的环境里工作，这样有利于食物消化，减轻胃的负担。如果吃饭过快，就会使质地较硬的、有棱角的、过凉或过热的食物刺激甚至损伤食管，时间久了就可导致食管疾病，也加重了胃的负担。因此，细嚼慢咽对人的身体健康非常重要。

（二）降低食物摄入量

人的饥与饱反应，并非完全取决于胃本身的空虚和充盈，而是受下丘脑的控制。细嚼慢咽可以使因饥饿而调动起来的摄食中枢兴奋性逐渐降低，而饱食中枢兴奋性逐渐升高，促使饱食的感觉及早到来，在不知不觉中减少每餐的食量，从而达到预防肥胖的目的。

（三）细嚼慢咽有助于解毒，预防癌症

咀嚼时唾液的分泌能降低亚硝酸化合物对细胞的攻击，对化学合成剂、防腐剂等食品添加剂带来的危害也有明显的解除作用。唾液还能中和、消除食物中的致癌物质，唾液本身就是一种防癌良药，可以把食物中的致癌物质从有害转为无害，并且有学者认为每口饭咀嚼 30 次左右，基本上可以消除食物中的致癌物质。

（四）细嚼慢咽本身也是一种运动

咀嚼可促进面部肌肉的活动，改善局部的血液循环，加速肌肉和皮肤的新陈代谢，从而延缓皮肤的老化，延缓皱纹和老年斑的增长。

（五）细嚼慢咽能增加大脑的血流量

细嚼慢咽有助于增强大脑皮质的活力，防止大脑老化。据测定，人在咀嚼硬物时大脑血流量会增加 20.7%，咀嚼软物时会增加 16.5%；牙齿缺损的老年人如装上义齿进行咀嚼，大脑血流量可增加 25.5%。

五、饭后适当活动

"饭后百步走，活到九十九"，这句话大家常挂在嘴边。对于大多数健康人群来说，饭后适当散散步有助放松心情，还能促进胃肠蠕动，所以一直被视为良好的健康生活习惯。但同时需要注意，饭后休息 20 ～ 30 分钟后再开始散步较为适宜。如果饭后马上散步，血液需运送到全身其他部位，胃肠的血液供应就相应减少，食物得不到充分消化，对于一些体质较差甚至是多病的人群来说，或是易诱发功能性消化不良。

不过，饭后散步也有讲究，并非人人都适合。"饭后百步走"适合平时高血糖、形体较胖、胃酸过多、活动较少、长时间伏案工作的人，散步可以使大脑皮质的兴奋、抑制和调节过程得到改善，从而消除疲劳、放松、清醒头脑。所以，适合的人饭后通过散步来调节精神是不错的选择。而"饭后不要走"则主要针对体质较差、低血糖、贫血、体弱多病的人群，尤其是患有胃下垂或心脑血管疾病，如高血压、冠状动脉粥样硬化性心脏病患者。

特殊食物呵护健康

一、红枣

红枣是药食同源的食物，自古以来就被列为"五果"之一。红枣最突出的特点是维生素含量高，国外的一项临床研究显示，连续吃红枣的患者，其健康恢复速度较单纯吃维生素的患者快。因此，红枣就有了"天然维生素丸"的美誉。

（一）功效

红枣能提高人体免疫力，并可抑制癌细胞，药理研究发现，红枣能促进白细胞的生成，降低血清胆固醇，提高血清白蛋白，保护肝脏，红枣中还含有抑制癌细胞，甚至使癌细胞向正常细胞转化的物质；经常食用鲜枣的人很少患胆结石，这是因为鲜枣中丰富的维生素 C，使体内多余的胆固醇转变为胆汁酸，胆固醇少了，结石形成的概率也就随之减小；红枣中富含钙和铁，对防治骨质疏松症及贫血有重要作用，女性朋友们易发生贫血，并且更年期女性易患骨质疏松症。因此，红枣对他们会有十分理想的食疗作用；红枣对体虚的人也有良好的滋补作用；红枣所含的芦丁能够软化血管，从而使血压降低，对原发性高血压有防治功效。另外，红枣还可以抗过敏、宁心安神、益智健脑、增强食欲等。

（二）食用方法

红枣具有健脾益胃、补气养血、安神、缓和药性的功效，其食疗方法有很多，可生吃，也可熟吃，还可加工制成枣干、枣泥、蜜枣、枣茶、枣原汁饮料等，还能佐以烹调，用以搭配炖鸡、炖鸭、熬粥等。

1. 红枣泡茶

红枣炒黑后泡茶喝，可治疗胃寒、胃痛。如果放入桂圆，就是补血补气茶，适合教师、营业员等讲话频率较高的女性朋友。

2. 红枣熬汤

银耳放在清水中发开后撕成小块，与红枣、冰糖一起放到锅里，大火煮开后转文火再煮 30 分钟，具有止咳润肺的功效。

3. 红枣煮蛋

红枣加桂圆煲红糖水，至枣烂、桂圆绵软时打入鸡蛋，继续用小火煮熟鸡蛋。红枣、桂圆和红糖都有补血的功效，煮出的鸡蛋很滋补。

4. 红枣熬粥

用红枣和小米搭配小火熬成粥，也可以适量放入莲子或百合，红枣小米粥有安神、助消化的功效，适合经常感到烦躁、心神不宁的女性朋友进食。

二、红豆

红豆含有蛋白质、膳食纤维、维生素 B_1、维生素 B_2、维生素 E、钾、铁等营养成分，并且是典型的高钾食物，可为人体补充丰富的营养。

（一）功效

1. 健脾益肾

红豆具有清心养神、健脾益肾功效，配合莲子、百合更有止血、强健筋骨等作用，可用于肺燥、干咳，提升内脏活力。

2. 促进乳汁分泌

红豆是富含叶酸的食物，产妇、乳母多进食红豆可促进乳汁分泌。

3. 利尿消肿

红豆含有较多的皂角甙，能够刺激肠道，具有很好的利尿作用，适用于心源性水肿、肾源性水肿、肝硬化腹水等症状的辅助食疗。

4. 调节血糖

体内缺钾会引起糖量减退，导致血糖不易控制，而红豆富含钾，可以帮助糖尿病患者更好地控制血糖。此外，红豆含有较多的膳食纤维，具有良好的润肠通便、控制血压与血脂的功效。

5. 补血养血

红豆富含铁质，具有补血、促进血液循环，是贫血患者的理想食物。不喜进食猪肝的贫血患者，可以通过红豆补血。

（二）食用方法

1. 莲子百合红豆沙

将红豆洗净浸泡 2 个小时，煮沸清水后放入红豆，以及适量白莲子、百合、陈皮、冰糖，煲 2 个小时。莲子百合红豆沙具有健脾益肾、固精益气、强健筋骨、增强体力的功效。

2. 红绿百合羹

取适量红豆、绿豆、百合清水浸泡 30 分钟，大火煮沸后转文火煮至豆熟，加入适量的糖或盐，咸食甜食皆可。红绿百合羹具有清热美白，滋润肌肤的功效，适合女性朋友们进食。

3. 红豆紫米汤

将等量的红豆与紫米洗净，清水浸泡过夜，将浸泡的水倒掉加入新水煮熟，再以文火煮至熟透即可，食用时可加入适量蜂蜜。红豆紫米汤具有利尿消肿、滋阴补肾、活血养颜的功效。

三、银耳

银耳中含有银耳多糖、膳食纤维、多种人体所需的氨基酸，以及铁、钙、磷等多种微量元素。但应注意，银耳不宜与富含铁元素的食物同食，因银耳含磷丰富，磷可与铁结合成难溶性化合物，不利于营养的吸收。也不能与四环素类药物同食，因银耳含钙丰富，钙可与四环素类药物结合，可能会降低此类药物疗效。

（一）功效

1. 润肺护肝

临床研究发现，银耳对老年人慢性支气管炎及肺源性心脏病有显著的疗效。同时，银耳能提高肝脏的解毒功能，有护肝作用。

2. 清热健胃

银耳是一味滋补良药，特点是滋润而不腻滞，具有补脾开胃、益气清肠、安眠健胃、补脑、养阴清热、润燥的功效。

3. 增加免疫力

银耳能防止人体内钙的流失，对生长发育十分有益。因富含硒等微量元素，还可以增强机体抗肿瘤的免疫力。

4. 美容祛斑

银耳富有天然特性胶质，加上它的滋阴作用，长期服用可以润肤，并有祛除脸部黄褐斑、雀斑的功效。

5. 润肠通便

银耳富含膳食纤维，能促进肠道的蠕动，使排便更加顺畅，同时缩短排便周期，对治疗便秘、消化不良等十分有效。

（二）食用方法

1. 银耳羹

取适量银耳浸泡发开后，放入碗内加入少量水，隔水蒸1个小时，再加入适量冰糖，蒸至稠羹状。早上空腹进食银耳羹有利于改善女性便秘、月经失调等，每晚睡前服用银耳羹对血管硬化、眼底出血有一定功效。

2. 银耳汤

取适量银耳浸泡洗净后，放入砂锅内并倒入适量清水，大火煮沸后转用文火煮20分钟，加放冰糖煮至溶化即可服用。早晚各吃1次，可治疗阴虚发热、夜出盗汗、心烦内燥、体倦乏力、口干眼涩等症状。

3. 银耳粥

取适量银耳洗净切细后搭配米一起煮，粥煮熟时，放入冰糖或红糖服用。对治疗咳喘、气短、面部潮红，以及妇科疾病等有一定效果。

4. 银耳鸡汤

取适量银耳洗净加工，放入砂罐煮 30 分钟，然后兑入白水鸡汤，再煮一下即可食用。适合有体质虚弱、失眠多梦、心悸健忘等症状的女性朋友进食。

5. 银耳荤菜

瘦肉、猪肝于沸水中浸泡 1 ～ 2 分钟，取适量银耳洗净加工后连同瘦肉、猪肝置于砂罐内，兑入适量的水，炖煮 30 分钟后加少量食盐即可食用，可治疗女性病后或产后体虚。

四、核桃

核桃含有丰富的蛋白质、脂肪、维生素、钙、磷、铁等营养成分，同时还含有多种人体需要的微量元素。其脂肪中含亚油酸多，是人体的必需脂肪酸，营养价值较高。

（一）功效

1. 补脑

核桃中的蛋白质与脂肪极易被人体吸收。它所含的蛋白质中又含有对人体极为重要的赖氨酸，所含脂肪中的磷脂丰富，有支持脑的复杂精巧运转的功能，对长期从事脑力劳动或体力劳动过度的女性朋友来说，常吃核桃有健脑作用。患有神经衰弱的人，坚持每天早晚各吃 2 ～ 3 个核桃，也会有明显的疗效。

2. 治疗神经衰弱

除了补脑，核桃还可以改善神经衰弱的症状。尤其对于老年人，健忘、食欲不振、失眠多梦都比较常见，如果能每天吃点核桃仁，症状可以得到改善，但老年人肠胃功能较年轻人差，核桃又比较难消化，所以冲泡为宜。

3. 益心脏

核桃具有多种不饱和与单不饱和脂肪酸，其能有效地降低胆固醇含量，因此常吃核桃对人的心脏有一定的好处，同时常食用核桃仁也是降低心脏病发病的一种简单方法。

4. 美容

核桃中有亚麻酸，能够防止细胞氧化，保持肌肤细腻，同时还有磷、铁、钙等，是保持头发乌黑发亮的必备物质。爱美的女性朋友不要因为觉得核桃热量高就害怕，只要适当饮水，核桃绝不是毁容产品。

5. 补气补血

核桃中的微量元素同样是不容忽视的。尤其铁是制造红细胞的必需品，磷能舒缓神经，常吃核桃能够补血补气，还能增强免疫力。

6. 有利于胎儿

核桃中的营养物质会通过脐带传输到胎儿体内，增强胎儿的大脑健康，并且核桃含有丰富的维生素 E，对避免孕妇流产的发生有一定帮助。

（二）食用方法

1. 直接食用

在吃核桃时，大部分人都会选择剥去外壳直接吃。从维生素的吸收利用来讲，核桃生食营养损失最少，因维生素在加热过程中会有很大一部分氧化破坏掉，因此生吃是最为常见的吃法。

2. 榨汁

核桃搭配红枣、芝麻、花生或牛奶等混合在一起，榨成汁可以增加口感，同时营养更容易被人体吸收。

3. 煮粥

核桃中含有大量油脂，对于胃功能不好的女性朋友来说不好消化，但用核桃煮成粥，既避免了不好消化的问题，起到养胃的作用，还能保证摄入充足的营养。

4. 烹饪

核桃也可以作为食材用于烹饪,例如核桃炒青豆、琥珀核桃仁等。

五、胡萝卜

胡萝卜富含糖类、脂肪、胡萝卜素、维生素 A、维生素 B_1、维生素 B_2、花青素、钙、铁等营养成分。经常食用胡萝卜,对身体有很多好处,可以增强免疫力,抗癌防病。人体如果缺乏维生素 A,对眼睛、皮肤、抵抗力都有影响,常吃胡萝卜可增强免疫力。

(一)功效

1. 益肝明目

胡萝卜中含有大量胡萝卜素,对人体比较重要。胡萝卜素到了身体中会转化成维生素 A,胡萝卜素在肝脏及小肠黏膜经过酶的作用,就会有 50% 变成维生素 A,起补肝明目的作用,还能够治疗夜盲症。

2. 利膈宽肠

在胡萝卜中含有丰富的植物纤维,能够改善肠胃的功能。植物纤维在身体中有较强的吸水性,在肠道中体积容易膨胀,可以说是肠胃中的"充盈物质",能够促进肠道的蠕动,有助于通便。

3. 降糖降脂

胡萝卜含有降糖物质,适合糖尿病患者进食。其所含的某些成分如槲皮素,能增加冠状动脉血流量,降低血脂,促进肾上腺素的合成,还有降压、强心作用,是高血压、冠状动脉粥样硬化性心脏病患者的食疗佳品。

4. 补血

胡萝卜皮中所含有的胡萝卜素即维生素 A 原,可促进血红素增加,提高血液浓度及血液质量,对治疗贫血有很大帮助。胡萝卜中还含有大量铁元素,有助于补血，所以贫血的女性朋友可以多进食胡萝卜以改善症状。

（二）食用方法

1. 榨汁

将胡萝卜与苹果洗净后去皮切丁，放入锅内加适量清水煮，约 10 分钟煮软烂后用清洁的纱布过滤取汁即可。苹果胡萝卜汁不仅味道好，还能够补充大量的维生素。需要注意的是，生吃胡萝卜虽可以起到润肠通便、排毒的功效，但生吃不是胡萝卜素的最佳吸收方式。

2. 烹饪

胡萝卜作为食材可以搭配山药、木耳、金针菇、土豆等炒出许多美味的家常菜，也可与牛腩一起炖煮，或者将胡萝卜蒸熟，胡萝卜经过加热后细胞变软，通透性升高，更有利于胡萝卜素的释放。

六、猕猴桃

猕猴桃含有丰富的维生素 C、钾、钙，以及胡萝卜素等营养素，具有清理肠胃、抗衰老、调节血液循环，预防心脑血管疾病等功能。猕猴桃具有多重功效和作用，因此适合女性朋友们日常进食。

（一）功效

1. 美容养颜

猕猴桃含有丰富的维生素 C，具有抗氧化的功能，对消除人体皱纹和细纹有着积极的作用。另外，猕猴桃的维生素、膳食纤维丰富，但脂肪量较低，对减肥健美、美容等具有一定功效。

2. 降低胆固醇

猕猴桃中所含的纤维，有三分之一是果胶，特别是皮和果肉接触部分，对于降低血液中的胆固醇的浓度有好处。抑制胆固醇在动脉内壁的沉积，从而防治动脉硬化，可改善心肌功能、预防心脏病等。

3. 排毒清场

猕猴桃中含有非常丰富的膳食纤维，这些膳食纤维不仅具有降低胆固醇、促进心脏健康的功效，同时还具有助消化、排毒素、防止便秘、有效清除及预防体内堆积的有害代谢物。

4. 预防胎儿畸形

猕猴桃中含有丰富的叶酸，而叶酸可以有效预防胎儿的神经管畸形，因此如果女性朋友在孕前多吃一些猕猴桃，可以预防胎儿的畸形。

5. 预防癌症

猕猴桃含有抗突变谷胱甘肽，该物质有利于抑制诱发癌症基因突变，对肝癌、肺癌、皮肤癌、前列腺癌等种癌细胞病变有一定的抑制作用。

（二）食用方法

猕猴桃不仅可以直接食用，还可以榨汁或加工成果酱，也可以做成熟食等。

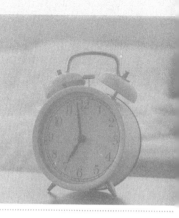

起居篇

QI JU PIAN

作息规律健康相伴

一、起居有常

起居有常指日常作息时间的规律化。起居作息要符合自然界阳气消长的规律及人体的生理常规，其中最重要的是昼夜节律，否则会引起早衰与损寿。古代养生家认为，春夏宜养阳，秋冬宜养阴。因此，春季应"夜卧早起，广步于庭，被发缓形，以使志生"；夏季应"夜卧早起，无厌于日，使志无怒，使华成秀"；秋季应"早卧早起，与鸡俱兴，使志安宁，以缓秋刑"；冬季应"早卧晚起，必待日光，使志若伏若匿，若有私意若有所得"。

二、安卧有方

睡眠是人的一种生理需要。人在睡眠状态下，身体各组织器官大多处于休整状态，气血主要灌注于心、肝、脾、肺、肾五脏，使其得到补充和修复。安卧有方就可以保证人的高质量睡眠，从而消除疲劳、恢复精力，有利于人体健康长寿。

若要安卧有方，一是必须保证足够的睡眠，一般说来，中老年人每天睡眠时间以 8～10 小时为宜。

二是要注意卧床宜软硬适宜，过硬则全身肌肉不能松弛得以休息；过软则脊柱周围韧带和椎间关节负荷过重，会引起腰痛。

三是枕头一般离床面 5～9 cm 为宜，过低可使头部血管过分充血，醒后出现头面部浮肿；过高可使脑部血流不畅，易造成脑血栓而引起缺血性脑卒中。

四是要有正确的睡眠姿势，一般都主张向右侧卧，微曲双腿，全身自然放松，一手屈肘平放，一手自然放在大腿上。这样，心脏位置较高，有利于心脏输出血液，并减轻心脏负担。同时，由于肝脏位于右侧较低，右侧卧可使肝脏获得较多供血，有利于促进新陈代谢。在长寿者调查中，许多长寿老人都自述以右侧弓形卧位最多。古谚也有记载："站如松、坐如钟、卧如弓"及"屈股侧卧益人气动"。

五是要养成良好的卫生习惯，晚饭不宜吃得过饱，也不宜吃刺激性和兴奋性的食物，中医认为"胃不和则卧不安"。睡前宜梳头，宜用热水浴足。

三、谨防劳伤

谨防劳伤包括慎房帷及劳作伤。慎房帷，这是保肾固精、避免生理功能失调的重要措施。一方面要顺应天性，不宜禁欲；另一方面也要节制房事，保精养生，防劳作伤，这是维护强壮机体、避免形伤的重要措施。在劳作中，要坚持循序渐进、量力而行的原则，注意适度的劳动，不能逞强斗胜，切忌久视久坐。

四、居处适宜

人离不开自然环境，中医很早就提出了人与自然相生相应的"天人相应"

学说。《黄帝内经》在总结环境对人体健康与长寿的影响时指出，"高者其气寿，低者其气天"。说明住处地势高的人多长寿，而地势低的人多早天。为何地理环境不同，寿命长短不一呢？

因为地区不同，水土不同，水土与水质对食物构成成分及其对人体营养的影响很大。同时，气象条件的差异对人体健康的影响也不一样。在寒冷的环境中，细胞代谢活动减慢，人类的生长期延长，衰老过程推迟。我国人口普查表明，居住在高寒山区的新疆、西藏、青海，无论是人群中百岁老人的比例还是老年人口的长寿水平，都要高于国内其他地区。此外，居室的采光、通风、噪音和居室内外的环境美化和净化，与人的健康和长寿也密切相关。

五、衣着宜忌

衣着服饰对人体健康的影响，主要是与衣服的宽紧、厚薄、质地、颜色等密切相关。养生学家认为，服装宜宽不宜紧，并提出："春穿纱，夏着绸，秋天穿呢绒，冬装是棉毛。"内衣应是质地柔软、吸水性好的棉织品，可根据不同年龄、性别和节气变化认真选择。同时，特别强调"春不忙减衣，秋不忙增衣"的春捂秋冻的养生措施。

生活细节决定健康

一、居家勤通风

室内环境密闭，容易造成细菌滋生繁殖，增加人体感染疾病的风险。定时开窗通风可有效改善室内空气质量，减少室内致病微生物和其他污染物的含量，降低室内二氧化碳和有害气体的浓度，保持空气新鲜流动。此外，阳光中的紫外线还有杀菌作用。

条件允许的情况下，每天开窗通风2～3次，每次通风时间不少于15分钟。建议早上8：00～11：00和下午13：00～16：00进行。这2个时段的大气扩散条件比较好，污染物浓度较低，也是一天内温度较高时段。温度适宜时，可使窗户常开，寒冷季节开窗通风要注意保暖。

不同时间段开窗通风也有不同的讲究。例如，早晨起床时，室内积累了大量的二氧化碳，降低了氧含量，这时要打开窗户通风，让新鲜空气进入房间；做饭炒菜时不仅要打开抽油烟机，还要开窗通风，让空气产生对流；用餐结束后，请继续开窗10分钟，将厨房里的油烟完全排放出去；打扫房间时，大量细菌、尘螨、皮屑会漂浮在室内空气中，此时应戴上口罩，开窗通风，以免吸入污染物；晚上睡觉前开窗通风15分钟，增加室内含氧量，有助于睡眠。

但是，特殊的天气下则不需要开窗通风。例如，雾霾和沙尘天气时，室外大气污染较重时，应关闭门窗；下雨天时，不利于污染物的稀释和扩散，大气中的污染物会形成湿沉降，加重空气污染。应等雨过天晴、空气清新，再开窗通风；大风可造成扬尘，且易使空气中污染物扩散，风力5级以上时应关上窗户，等风力较小时，将窗户开一条缝即可。

二、盛夏要防治空调综合征

空调设备是用以调节室内温度、气流速度、空气清洁度和新鲜度，改善人们的生活与工作条件的。然而，一个人如果长时间生活或工作在窗户紧闭的房间里，尽管装有空调器，也常会发生鼻黏膜、喉黏膜干燥，头昏、头痛、疲乏、脉搏加快、血压升高、恶心呕吐，甚至反复感冒、白细胞计数减少、抗病力下降等状况，这就是空调综合征。据医学调查，出现这种状况，主要是空气干燥和空气中缺乏负离子的缘故。

治疗空调综合征的办法：①将室温保持在 24 ～ 25 ℃，并使用空气加湿器以增加空气湿度，预防口鼻干燥带来的呼吸道疾病。②有条件的家庭可在室内装空气负离子发生器，重病或体弱者可到空气中负离子多的地方生活一段时间，特别是海边或瀑布旁，或绿化地带。

三、女性口腔健康

女性口腔健康是身体健康的基础，在生活中一定要注意牙刷的选择，如果牙齿很敏感，可以选择软牙刷，如果牙齿很硬且很容易变黄，适合用硬牙刷刷，养成每天晚上睡觉之前都要刷牙的好习惯。女性朋友可以定期去医院洗牙，这样可以抵抗口腔中的细菌，避免出现牙龈萎缩。日常刷牙推荐巴氏刷牙法，能有效清洁牙面和牙龈沟，具体方法如下。

（1）从一侧的磨牙开始，牙刷刷毛与牙齿呈 45°，轻轻加压使刷毛末端进入牙龈沟。

（2）以不超过 2 mm 的距离水平拂刷颤动牙刷，颤动时刷毛不要离开牙龈沟。

（3）一次刷 1 ～ 2 颗牙齿，每个部位颤动至少 10 次。

（4）重新放置牙刷，逐渐移至另一个区域，与上一区域稍有重叠。

（5）咬合面用拉锯法来回刷 10 次以上。

（6）在中切牙的内侧把牙刷刷头竖放，使前端的刷毛进入牙龈沟再上下颤动刷牙。

（7）按照一定的顺序，如从左到右，从外侧到内侧，每侧最后要拂刷到最后一颗牙齿的最里面。

（8）注意刷牙时间不少于 3 分钟，以 5 分钟为佳。

（9）一般选用软细毛牙刷，3 个月更换 1 次牙刷。

女性朋友想要跟牙周炎和其他牙病说"拜拜"，则需要切记以下几点。

①保持良好的口腔卫生：每天有效刷牙 2 次，并使用牙线或冲牙器清洁牙缝，牙周炎患者可使用牙缝刷；②使用含氟牙膏：常规使用含氟牙膏，酌情使用抗敏牙膏和药物牙膏；③健康饮食：合理规划膳食，保护牙齿，少吃黏性大的甜食，少喝碳酸饮料；④定期进行口腔检查：至少 1 年进行 1 次检查，像体检一样养成习惯；⑤牙齿健康从娃娃抓起：从一出生就关注孩子的口腔健康，重视乳牙；⑥及时修复缺失牙齿：避免相邻牙齿的伸长或移位。

四、经常梳头防脱发

梳头是女性朋友生活中常做的事情，梳头不仅能维持发型和形象，而且可以刺激头上的相关穴位，常常梳头可促进局部血液循环，缓解疲劳。

（一）经常梳头的好处

1. 改善头发质量

通常用梳子梳理头发时，可以疏通经络，促进血液循环，改善头发营养。疲倦时梳理头发几分钟会感到放松和舒适。

2. 保养头发

经常梳理头发也可以使发根的血液循环更快，让细胞吸收营养，使发根更加坚硬。并且，经常梳头可以加强头部摩擦，疏通头部血管，改善头皮的血液循环，滋养发根，防止脱发。

3. 健康提神

多梳头发不仅可以保护头发，还可以促进大脑和大脑神经的血液供应，帮助降低血压，预防脑出血等疾病。梳头还有助于提神醒脑、缓解疲劳、预防脑老化和延缓大脑衰老。

4. 清洁头发

梳子可以去除浮动皮屑、污垢、皮脂腺和汗腺分泌物，以及头发中含有的微生物，保持头部清洁。促进头部皮脂腺的分泌，改善头部皮肤的新陈代谢。

（二）正确的梳头方法

1. 要对整个头部进行梳理

梳理头发时要照顾头皮的每个部位，梳子必须接触在头皮上，每个部位必须反复梳理。

2. 力量应始终是恒定的

梳理头发时不能太过于用力，应该注意轻重之间调整，小力按摩对头部的影响很小，但如果力很大，很容易损伤头皮，力量大小只要确保头皮产生轻微的热感就可以了，皮肤干燥的人可以增加重力，而油性头皮则相反。

3. 梳理从发根到发尾

注意梳理头发的方向选择，梳理沿头发生长和下垂的方向，从头顶向两侧扩散，确保每个部位都可以按摩，前额应该从前到后梳理，重复每个方向几次，这样可以更好地达到按摩效果。

五、多晒太阳好处多

每天 6：00 ～ 10：00 及 16：00 ～ 17：00 是晒太阳最好的时间段，可以促进身体对钙的吸收，从而增强体质。晒太阳的好处列举如下。

（一）促进骨骼形成，预防骨质疏松

根据研究发现，体内 90% 的维生素 D 都需要依靠晒太阳来合成的，所以维生素 D 也被称为阳光维生素。维生素 D 是预防婴幼儿软骨病、佝偻病重要物质，还能预防老年人骨质疏松，而且女性朋友在经历更年期后，身体内钙质大量流失，很容易造成骨质疏松的问题，所以对于女性朋友来讲，每天晒晒太阳是非常必要的。

（二）预防皮肤问题

晒一定时间的太阳，是可以预防一些皮肤问题的。因为皮肤在接受适当的紫外线照射后，可以有效消除皮肤上的细菌，从而提高皮肤的免疫力

和抵抗力。由于在太阳底下半小时就可以杀死一些病菌，所以自身的免疫力也可以提高。

（三）改善心理情绪

晒太阳可以改善低落的情绪，因为在晒太阳的时候能给身体和大脑传递温暖的信息，使身体放松，从而调节神经中枢，让人感到愉悦与舒适。在晒太阳的时候还可以提高身体造血能力，改善贫血。

（四）祛除湿气

晒太阳可以促进血液循环，提高身体新陈代谢的能力，这一点对于女性来讲是非常好的。因为女性朋友，很多器官都需要温养，尤其是子宫卵巢的，晒太阳可以促进身体血液循环，去除身体湿气，保障器官正常运转。

（五）增加免疫力

免疫力本来是身体的一道防线，多晒太阳可以增加体内阳气，加快体内血气打通，增强体质，最后达到抵抗病毒的效果。

一般来说夏天晒太阳不超过半小时，冬天晒太阳不少于1个小时，尤其孕妇或老人，需要的钙质比一般人要多，所以更需要晒太阳。值得注意的是，晒太阳是有益于身体健康的，但是千万不要选择在中午的时候连续两三个小时的暴晒，吸收少量阳光可以有益于身体，过多会消耗身体的水分、增加皮肤问题的出现。在晒太阳的时候可以穿一些红色的衣服，因为红色的衣服可以减掉短波紫外线，少穿黑色的衣服。有些人家有阳光房，觉得晒太阳在阳光房中，已经可以满足晒太阳的条件了，其实这是不正确的，在阳光房中晒太阳根本起不到上述说的那些作用，因为玻璃隔绝了我们需要的光。

六、吸烟对女性的危害

（一）吸烟会导致女性痛经、月经失调

烟草中的尼古丁（烟碱）能降低女性性激素分泌量，导致月经失调。研

究显示，每天吸烟1包以上的女性，出现月经不调的概率是不吸烟女性的2倍。另外，吸烟会使血管收缩，子宫内膜血液流动减少而发生痛经。

（二）吸烟会导致女性骨质疏松

中老年女性朋友们长期吸烟，会促使其骨骼松弛、骨质更脆弱，容易诱发骨质疏松症。有研究表明，长期吸烟的女性朋友们的腰椎、股骨的骨密度都会降低，如果不加以保养，更容易发生骨折。

（三）吸烟会导致女性提前衰老

吸烟时大量的有害物质会进入身体，进而损害皮肤。吸烟女性的皮肤往往较为干涩、粗糙、弹性低、皱纹多、面容憔悴、色泽带灰，尤其是两眼角、上下唇部及口角处皱纹明显增多，容貌显得比实际年龄老。

（四）吸烟会导致女性生育能力下降

卷烟中的尼古丁会影响卵子受精着床，从而影响女性生育。研究显示，吸烟女性患不孕症的概率是不吸烟女性的2.7倍；若夫妇双方都吸烟，则不孕的可能性是不吸烟夫妇的5.3倍。此外，吸烟女性较易发生流产、早产或宫外孕等。

（五）吸烟会影响后代

吸烟女性分娩婴儿的畸形率是不吸烟女性的2～3倍，其中患白血病的危险要高出1倍。此外，像无脑儿、痴呆等的发生概率也明显增高，而吸烟女性生下的子女中患精神病的概率也比较高。

（六）吸烟会诱发女性宫外孕

导致宫外孕的主要原因不仅仅是盆腔炎及性疾病的传播，还有一个非常重要的原因，那就是吸烟所致。宫外孕的发生与吸烟有着直接又紧密的联系。

（七）吸烟易患心血管病

每天吸1～4支烟的女性朋友患中风的可能性是不吸烟女性的1倍多。

值得一提的是，吸烟的女性若同时口服避孕药，其患冠状动脉粥样硬化性心脏病的可能性是不吸烟女性的 10 倍。

（八）吸烟增加患癌症的风险

吸烟女性患肺癌的危险性比不吸烟女性高 5.5 倍，患乳腺癌的危险性比不吸烟女性高 40%，患宫颈癌的危险性比不吸烟女性高 14 倍，患卵巢癌的危险性比不吸烟女性高 28 倍。

七、喝酒对女性健康有哪些影响

女性喝酒的危害可能会有对月经的影响、皮肤损害、胃肠道损害、肝脏损害、心脏损害、神经系统损害等，具体如下。

（一）皮肤损害

女性长期饮酒可能会导致血管扩张，增加血管通透性，导致皮肤粗糙，还会加速皮肤老化，容易导致长痘、长斑或长皱纹等，严重者可能会诱发银屑病。

（二）心脏损害

女性长期大量喝酒可能会使心肌纤维变性而失去弹性，造成心脏扩大，胆固醇增高，并且患心肌炎、动脉硬化、冠状动脉粥样硬化性心脏病等疾病的风险会相对增高。

（三）胃肠道损害

如果女性大量饮酒，酒会对胃肠道黏膜产生刺激，容易引起急性胃炎、胃溃疡、十二指肠溃疡等疾病的发生。

（四）肝脏损害

酒主要是通过肝脏进行代谢，女性长期喝酒会加重肝脏的负担，严重影响肝脏正常的功能，造成肝损伤，进而引起酒精性肝病、脂肪肝，严重者还可能会引起酒精性肝硬化的发生，长此以往可能会导致肝癌的发生。

（五）神经系统损害

少量酒能使人兴奋，但是女性长时间大量喝酒有可能会对神经系统造成损害，主要表现为记忆力减退、智力下降、反应迟钝等，严重者可出现痴呆。

（六）内分泌系统损害

长期饮酒可能会导致女性内分泌紊乱，可能会影响雌激素水平，扰乱女性正常的月经周期。如果在月经期间饮酒，易导致经期出血量加大、腹部疼痛、经期出血时间延长等。

此外，酒作为一种精神活性物质，女性不当的饮酒可能会成瘾，影响正常的睡眠和工作学习等。因此，在平时生活中，建议女性不要过量饮酒，养成良好的生活习惯，保证足够的睡眠和规律的作息时间。

中医指导女性起居

中医经典《黄帝内经》中提出了著名的"子午流注"学说，这也是现代医学中时间医学的原型。子午流注理论是将一天 24 小时划分为 12 个时辰（图 2-1），对应十二地支，与人体十二脏腑的气血运行结合，在一天 12 个时辰之中，人体的气血首尾相衔，循环流注，盛衰开合均有时间节奏、时相特性。人体内的精气就像流水一样，会随着时间的流动，在各经脉间起伏流注，且每个时辰都会有不同的经脉"值班"或称为"当令"。

如果生活起居中能够顺应这种经脉运行的规律，那么养生保健就可以事半功倍。

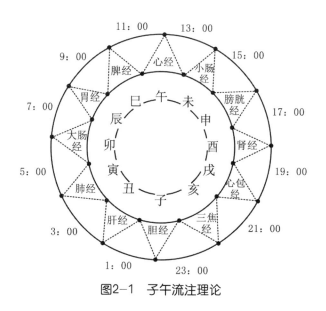

图2-1 子午流注理论

一、子时——胆经当令

子时是指23：00～1：00，《灵枢·营卫生会》指出："夜半为阴陇，夜半后而为阴衰。"即是指子时阴气极盛，过了子时，阴气转衰而阳气始生，此时为阴阳大会水火交泰之际。此时最需要安静，睡眠的效果也是最好的。所以，最好在子时前入睡，第2天醒来后头脑也会变得更加清醒而气色红润。

二、丑时——肝经当令

丑时是指1：00～3：00，是肝经值班。肝经主生发，这个时辰的阳气比胆值班的时候要生的大一些。肝脏要解毒、要造血，就是在这个时辰进行，这个时辰人体要休息，因为肝还要工作，如果不给它喘息的机会，自然就容易发病。

三、寅时——肺经当令

寅时是指3：00～5：00，是一天中肺经最旺的时辰。这时大地阴阳开始发生转化，由阴转阳，人们需要保持熟睡。寅时睡得好的人，第2天清晨就会显得面色红润，精神也充沛。寅时经脉气血循行流注至肺经，肺部有病的人经常会在此时醒来，这是气血不足的表现。

四、卯时——大肠经当令

卯时就是指 5：00 ～ 7：00，大肠值班。卯时起床后可以空腹喝一杯水，有便秘的人就可以减轻便秘。因为大肠在此时辰精气开始旺盛，再加上水的帮助，大肠一蠕动，大便就顺畅了，能帮助解毒。

五、辰时——胃经当令

辰时是指 7：00 ～ 9：00，这个时辰是胃经值班，所以是胃最容易接纳营养的时辰。早餐一定要有蛋白质的摄入，比如肉或鸡蛋。

六、巳时——脾经当令

上午 9：00 ～ 11：00 是巳时，脾经值班主消化，这时大脑是最具活力的，是人一天当中的第 1 个黄金时间，是老人锻炼身体最好的时辰，也是学习工作效率最高的时辰。所以必须吃好早饭，保证脾经有足够的营养吸收，这样大脑才能保持正常的运转。

七、午时——心经当令

午时是指 11：00 ～ 13：00，此时心经最旺，不宜做剧烈运动。午时一阴生，动养阳，静养阴，所以此时宜静养，可以静卧闭目养神或小睡一会儿，但不宜超过 1 个小时，否则易引起失眠。此外，午餐时也不要吃得太饱，凡事过犹不及。

八、未时——小肠经当令

未时是指 13：00 ～ 15：00，这时小肠经值班，把食物里的营养运送到血液里，血液里就满满当当的，就像上下班时候街上的车，十分拥挤。这个时辰宜空腹喝一杯水，用来稀释血液，起到保护血管的作用。

九、申时——膀胱经当令

申时是指 15：00 ～ 17：00，是人一天中的第 2 个黄金时间。这时小肠经已经把中午进食的营养都运送到了大脑，大脑这时精力很好，要抓紧工作，提高效率。申时是膀胱经当令，宜适时饮水，一定不要憋小便。膀胱与肾相表里，主一身水气之通调，水分不足或过剩都会致病，包括小孩子尿床，成年人尿频、尿急，甚至发炎、致癌等。

十、酉时——肾经当令

酉时，也就是 17：00 ～ 19：00，这时肾经值班，要再喝一杯水，这杯水非常重要，它可以帮助排毒，清洗肾和膀胱，预防肾结石、膀胱癌、肾炎等疾病。

十一、戌时——心包经当令

19：00 ～ 21：00 为戌时，此时是心包经值班，心气比较顺，为一天中的第 3 个黄金时间，可以学习或锻炼身体。但当心包经值班时间快结束时，需要再喝一杯淡茶或者白开水，让血管保持通畅。

十二、亥时——三焦经当令

亥时是指 21：00 ～ 23：00，此时三焦经最旺。亥时三焦经当令，三焦为元气、水谷、水液运行之所。此时是十二时辰中的最后一个时辰，又称"人定"，意为夜已很深，人们停止活动，此时是安歇睡眠的时候。

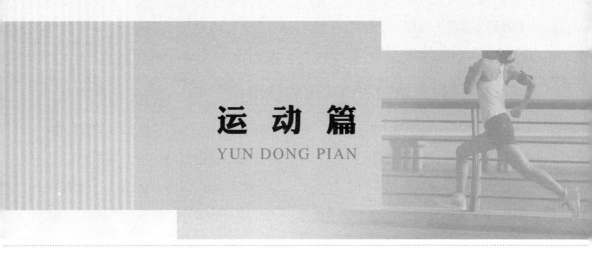

运动篇

YUN DONG PIAN

适当运动促健康

现在大部分人心理都有这样一个想法，大家都知道运动能够给身体带来好处，看到别人一直在锻炼身体，听他们讲述锻炼以后身体比以前更健康了，虽然不了解运动对身体哪些方面有好处，但是自己也跟随着别人的步伐开始了锻炼之旅。其实，运动对身体有着莫大的好处，不管是身体上的还是心理上的。从本质上说，我们目前锻炼身体不仅是为了保持身体的健康，更重要的是预防疾病的发生。

预防疾病，一个很积极的手段就是运动。人是否生病，除了与外界环境的各种物理、化学、生物等致病因素及机体某些必要物质的缺乏有关外更重要的是与人体各器官系统的功能、人体对外界环境的适应能力，以及抗病能力等因素有关。有些药物可增强抗病能力，但是运动却是加强抗病内因的最积极的手段。运动能通过肌肉活动促进全身各器官系统的功能，促进免疫功能的提高。同时，运动还能更多更好地接受外界环境的刺激，提高人体对外界环境的适应能力。

一、体育运动对生理功能的作用

运动给予心脏以积极的锻炼，增强心脏功能，改善血管弹性。运动能够促进体内物质的代谢过程，使具有保护性的高密度脂蛋白增加，从而对心血管疾病的发生起到积极预防的作用。运动能使肺组织保持良好功能，预防呼吸系统疾病的发生。运动不足常使肺泡弹性减退而容易得肺气肿等疾病。呼吸功能低下，也会导致机体摄氧能力降低，使人体抵御疾病的能力下降。而运动却可使肺泡充分张开，保持弹性。运动能改善骨骼肌肉的血液循环状况，对预防骨关节及肌肉的某些疾病有良好作用。运动能改善和提高神经系统和内分泌系统的功能，对协调全身各器官系统的活动、适应内外环境的变化和抵抗各种疾病提供良好条件。

二、体育运动对心理健康的影响

运动还有助于促进心理的健康。心理学家指出，心理上的忧郁颓丧、悲观、恐惧会大大加速生理老化的进程。运动常给人带来欢乐、愉快和积极向上的力量。运动能调节激素的分泌，改善大脑血流量，使人有愉快感，加上锻炼时有着欢乐气氛的环境，会使忧郁、悲观等不良心理因素一扫而光。并且体育运动伴随着一定的竞争性，能够使人在锻炼的同时增强自身的竞争意识，从而对这个社会充满斗志，保持一种积极、乐观、向上的态度。

三、体育运动适量性对健康的影响

运动是塑造体型、预防心脏快速老化、增强心肺功能、促进健康的最佳方法，但是运动也不能过量，否则，身体会受到伤害。运动学专家的调查研究表明，太高强度和密集的运动（每周 5 次或更多的有氧运动）会导致免疫力下降。

运动过重对关节也有着严重的伤害。长期对抗地心引力的过量运动后，关节会比常人磨损得快，关节一旦破坏就很难复原，尤其是对器官的自行修补能力较低的中老年人，年岁越高，关节磨损退化的程度越大。而适度的中强度运动却能提高免疫力。所以适量运动是一个非常重要的观念。那么，运动多少才算适量就要根据自己目前的身体状况，运动时身体不感觉难受的运动量就是适量。身体越练越强，运动量可逐渐增加，有了一定基础后，可选定一个适合自己的、相对稳定的运动量，并以此来安排锻炼，就可以起到好的健身效果。

四、体育运动的坚持性对健康的影响

运动需要常坚持，有的锻炼者总是三天打鱼两天晒网，还有少数人利用双休日进行集中式健身以弥补锻炼不足。健身专家指出，懒得运动会伤身害体，而偶尔运动更会伤身，这无异于饿后的"暴饮暴食"。现代医学研究发现，坚持适度体育运动的人的寿命长于偶尔参加体育活动的人。

对于那些不能长期坚持运动的人来说，偶尔运动一下的周末健身，将会加重生命器官的磨损、组织功能的丧失而致寿命缩短。运动和不运动者，同是 35 岁其衰老程度可相差 8 年；到 45 岁可相差更大，以后每过 10 年，差距递增 2 年。偶尔运动者和周末集中者大多是平常基本没有运动，身体实际上已经适应了这种状态。若健身时间间隔过长，在锻炼痕迹消失后又进行锻炼，每一次锻炼都等于从头开始。

科学有效的做法是每周锻炼 3 ～ 5 次。或者说，最适合的锻炼巩固应该在前一次的锻炼痕迹未消失之前，就进行第 2 次锻炼。偶尔运动者由于时间限制，没有足够的时间锻炼，但完全可以选择适宜的项目，茶余饭后就地、就近进行适度的锻炼，同样能使锻炼痕迹像链条一样连接起来。这样，锻炼才能真正起到增进健康的效果。

选择合理的运动方式

一、中国人群身体活动指南——2021版

由国家卫生健康委疾控局指导，中国疾病预防控制中心、国家体育总局体育科学研究所牵头组织编制的《中国人群身体活动指南（2021）》，对不同人群的身体活动给出了推荐量。

（一）总则

（1）动则有益、多动更好、适度量力、贵在坚持。

（2）减少静态行为，每天保持身体活跃状态。

（3）身体活动达到推荐量。

（4）安全地进行身体活动。

（二）2岁及以下儿童身体活动指南

（1）每天与看护人进行各种形式的互动式玩耍。

（2）能独立行走的幼儿每天进行至少 180 分钟身体活动。

（3）受限时间每次不超过 1 个小时。

（4）不建议看各种屏幕。

（三）3~5岁儿童身体活动指南

（1）每天进行至少 180 分钟身体活动，其中包括 60 分钟活力玩耍，鼓励多做户外活动。

（2）每次静态行为不超过 1 个小时。

（3）每天视屏时间累计少于 1 个小时。

（四）6~17岁儿童青少年身体活动指南

（1）每天进行至少 60 分钟中等强度到高强度的身体活动，且鼓励以户外活动为主。

（2）每周至少 3 天肌肉力量练习和强健骨骼练习。

（3）减少静态行为。每次静态行为持续不超过 1 个小时；每天视屏时间累计少于 2 个小时。

（五）18~64岁成年人身体活动指南

（1）每周进行 150 ~ 300 分钟中等强度或 75 ~ 150 分钟高强度有氧活动，或等量的中等强度和高强度有氧活动组合。

（2）每周至少 2 天进行肌肉力量练习。

（3）保持日常身体活动，并增加活动量。

（六）65岁及以上老年人身体活动指南

（1）成年人身体活动推荐同样适用于老年人。

（2）坚持平衡能力、灵活性和柔韧性练习。

（3）如身体不允许每周进行 150 分钟中等强度身体活动，应尽可能地增加各种力所能及的身体活动。

（七）慢性病患者身体活动指南

（1）慢性病患者进行身体活动前应咨询医师，并在专业人员指导下进行。

（2）如身体允许，可参照同龄人群的身体活动推荐。

（3）如身体不允许，仍鼓励根据自身情况进行规律的身体活动。

二、几项适合女性的运动

（一）羽毛球

羽毛球是一项简单易学，对场地要求不是特别严的一项球类运动，它既可以在室内打，也可以在室外打，而且羽毛球运动对年龄的限制几乎没有，老少皆宜。但对人体要求比较高要有好的体能，因此女性朋友们选择该项运动时要根据自己的身体素质量力而行。

1. 羽毛球运动对健康的影响

（1）增强耐力和体力：羽毛球运动是一项比较耗体力的项目，有报道说打一场羽毛球就相当于是进行了马拉松。因为羽毛球的回合较多，在一些技术特别是步伐上一定要跟得上，不然接不到对手的球，这样长时间就可以增强身体耐力和体力。

（2）增强爆发力：爆发力主要是手臂的前臂和小腿。因为羽毛球这项运动对进攻也是很有要求的，起跳、杀球、封网等动作都需要一定的爆发力。其他的还有肢体协调性、肌肉有结实感等影响，对处于青少年时期的女生来说可以有助于她们的身高的成长，还有可以拥有一个好的精神面貌。

（3）全身运动锻炼：羽毛球运动可以使平常生活习惯不规律、过度饮食造成肥胖的人瘦身减掉过多的脂肪。在打羽毛球的时候，身体的各个部位均参与运动，尤其是在发球和接球的时候身体的活动量有利于脂肪的燃烧，所以羽毛球运动对于全身肌肉和关节的锻炼是很充分的。

（4）预防近视：羽毛球运动无论单打或双打，最终都是以接住对方的球为目的，要求手速快的同时对眼睛也有要求，随着羽毛球的调动眼部肌肉也会得到锻炼，对眼睛有很大的好处，因为在打羽毛球时发接球时都要靠手和眼睛，眼睛的转动可以在一定程度上预防近视和眼部疾病。

2. 羽毛球运动对心理的影响

（1）锻炼顽强意志：羽毛球运动是一项全身的运动，需要各个关节的活动，在训练或打比赛的时候，因为对手的关系要拉时间战，这时就需要有坚强的意志才能控制自己打好比赛和训练。这样的意志在以后的日子即使遇到问题也会去积极解决。

（2）缓解心理压力：大部分女性身上往往承担着家庭和事业的双重压

力，尤其生活在城市中的女性，承担着诸如妻子、母亲、职工等多重角色。面对这些压力，女性需要找到合适的减压方法，羽毛球运动是很不错的选择，可以和朋友一起运动，使心情能有所好转。

（3）陶冶心理：羽毛球在比赛和平常训练时都要根据对手所给的球来对自己的战略进行相应的调整，因此经常打羽毛球的人思维比较敏捷。同时，由于环境造成的紧张和比赛时的强烈竞争这些都需要练习者有一个很好的心理，羽毛球运动可以在这一方面起到很好地锻炼人的心理作用。

（二）骑行

骑行是一项有氧运动，就像跑马拉松一样可以长时间去完成，消耗的卡路里跟跑步、游泳差不多，一般骑行超过半个小时，就可以达到有氧运动的运动效果。

1. 骑行对健康的影响

（1）改善心肺功能：规律的自行车骑行有利于改善心肺功能。蹬车时腿部肌肉有节奏的收缩和舒张，可以增强心脏的泵血功能、促进血液循环，较长时间的骑行还可以提高机体运氧能力、增强呼吸功能等。

有学者研究将出勤方式改为骑自行车后机体的心肺功能变化。通过改变上下班通勤方式、每天至少进行 20 分钟的骑行并持续 8 周后，成年人最大摄氧量等心肺功能指标均得到明显改善。这种改善的变化同样发生于儿童与青少年人群中。除上下班骑行外，闲暇时间骑车对于增加体力活动量、改善心肺功能同样具有重要意义。闲暇时间经常骑车出行的年轻人心肺功能水平达到"健康"的人数比例更高，约为不骑车人群的 1.6 倍。

（2）减肥减脂：持续长时间的自行车骑行与其他中等强度有氧运动一样，通过消耗脂肪供能，进而达到维持正常体重、降低肥胖度的效果。当然，专门大强度的骑车锻炼同样也会增加能量消耗，进而达到减脂减肥的目的。

（3）降低慢病发病风险：规律的自行车骑行，还可以有效预防高血脂、高血压等与代谢综合征有关的风险因子的聚集。有学者研究骑车通勤对于预防成年人心血管疾病的发病风险具有积极作用，上下班通勤方式改为骑车后，总胆固醇、低密度脂蛋白胆固醇和舒张压的降幅，以及高密度脂蛋白胆固醇的增幅明显。并且自行车骑行和糖尿病的检出率呈负相关，骑车者糖尿病检出率更低。

（4）延长寿命、降低死亡率：一定速度的自行车骑行有利于延长寿命，并降低多种疾病死亡率。曾有研究表明，自行车骑行的速度与预期寿命有关，相较于慢速骑行，快速骑行的女骑行者寿命可延长 3.9 年，中速骑行的女骑行者寿命可延长 2.2 年。另外，自行车骑行与降低死亡率有关。女性每天 15 分钟以上的骑车上下班通勤与降低心血管疾病死亡率和全因死亡率有关。

（5）其他影响：规律的骑行还有利于女性颈部和肩部肌肉的放松，改善中老年女性的焦虑、抑郁等情绪。

2. 骑行的注意事项

（1）调好坐垫，再开始骑行。骑行前先要将坐垫调到适合自己的高度，如果坐垫太矮，膝关节过度屈曲，会增强膝关节的压力，坐垫太高则会造成背部不适。普通人骑行，把手可以高一点，坐垫不会那么高。但是需要注意的是，在户外运动骑行时，踏板和把手之间的距离不能太大，否则会出现弓背的现象。如果是公路自行车赛的专业选手，自行车有横杠、牛角杠等多种形式，一般要看手要把在哪里，以此来调整脊柱的姿势。此外，坐垫和踏板的距离也要适中，如果太近，长时间骑行会加大对膝关节的压力，容易造成膝关节的损伤。而且如果距离太近，下肢也会施展不开，不容易发力，但是如果距离太远，对腰的负荷会比较大，容易导致腰肌劳损。

（2）姿势要对，否则可能受伤。骑行过程中要保持正确的姿势，脚尖朝正前方，膝关节朝正前方，胯朝正前方，没有外八、内扣，这样就会减少膝关节受伤。前脚掌踩踏板，用胯发力，膝关节朝前，直上直下，整个身体动起来，腹肌发力，整个人目视前方。

（3）骑行前热身，骑行后拉伸。为了保护膝关节，骑行前可以做一些热身动作，如做一做膝关节的环绕运动，幅度可以逐渐增大，也可以顺时针或者是逆时针来回转 3～5 圈，可以交替做一点弓箭步，还可以做原地的高抬腿，改善下肢活动的条件。骑行后可以做一些简单拉伸，拉伸时保持静止 10～15 秒，重复 4～5 次。如果骑行中发现膝关节有明显弹响，或局部有明显疼痛，说明可能有膝关节损伤、软组织退变等，要及时就医，在医师指导下选择适合自己的运动方式。

（4）循序渐进，逐渐增加运动量。许多年轻人贪图骑得远和骑得快，如果没有骑过长途的人一下子骑了 50 km，而且在骑行途中只追求速度、力量。这样其实对身体的伤害很大，严重时膝盖会出现积水。运动量、频率和强度是运动的三大原则，初学者一定要找到适合自己的频率后再增大运动量。

（三）慢跑

慢跑是一项古老而悠久的运动项目，由人们进行锻炼腿和摆臂的身体练习所组成，是最简单、最自然的身体练习。

1. 慢跑对健康的影响

（1）提高睡眠质量：现如今很多女性朋友的睡眠质量越来越差，然而通过慢跑大脑的供血、供氧量可以提升 25%，这样夜晚的睡眠质量也会跟着提高。

（2）保持年轻：坚持跑步能加强新陈代谢，延迟骨骼的退行性改变，预防老年性骨与关节病的发生，从而延缓衰老。

（3）增强肌肉力量与肌耐力：肌肉的力量和耐力对于我们平时的生

活和工作有着许多的帮助，有规律不间断的慢跑可以增强肌肉的耐力和肌肉的力量，而慢跑就是锻炼肌肉力量与耐力的最佳方法之一。

（4）减轻心理压力：处于竞争激烈的大环境下，如果不能排除紧张情绪、精神及心理压力，将永远居于劣势。适度的慢跑将可减轻心理负担，保持良好的身心状态。

（5）减肥塑形：跑步是有氧呼吸运动的一种，跑步 20 分钟之后脂肪就开始燃烧，通过跑步，可以达到减肥的目的，它能使全身的肌肉有节律的收缩和松弛，使肌肉纤维增多，蛋白质含量增高。

（6）增强胃肠蠕动力：跑步可以使胃肠蠕动增强，消化液分泌增多，提高了消化和吸收能力，从而增加食欲、补充营养、强壮体质。

2. 正确的慢跑姿势

很多人跑步是全脚掌着地，落地时的声音比较大。其实这种落地方法并不科学。由于落地时没有缓冲，对身体带来很大的冲击，在柏油马路等硬地上跑步更是如此。在慢跑中，脚的正确着地方式是足中和脚跟着地，然后用前脚掌蹬地离开地面。脚落地时声音不能太大，要轻而有弹性，这样可以减少震动，缓解对小腿肌肉和足踝的压力。切忌内外八字——脚落地是"内八字"或"外八字"，会导致膝盖和脚尖不能保持在同一个方向上，加重膝关节的负担，长期下来容易造成膝关节等部位的损伤。

跑步的过程中应保持头部位于两肩正中间，目视前方，不要歪头，不要左顾右盼。背部挺直，两肩打开，上半身保持放松状态，不要往前倾或者往后倒。转头时要特别小心，尽量是脖子以上部分转动，避免身体的扭转，以免跌倒。臀部和头、脚三点成一线。

在跑步过程中摆臂可以保持身体的平衡性和协调性。跑步时，不要僵直手臂和紧握拳头。手要轻轻握住。手臂应以肩为中心轴，自然弯曲呈 90°在腰线以上，不要太高也不要太低。两个手臂前后交替略带弧度地摆动，摆动中要前不露肘后不露手。不要激烈地摆动手臂，这样容易过多地消耗力气。

在慢跑时步长不要过大，增大步幅会导致腾空时间长、重心起伏大、落地力量重，对人体的震动会增大。应选择合适的步幅，尽可能每脚都落在身体的正下方。膝盖不要抬得太高，通常只有短跑或上坡时才需要抬高膝盖。

慢跑时的呼吸是深远而悠长的，想要跑得更久，最重要的是保持深度和规则的呼吸。大多数长跑者用口呼吸或口鼻同时呼吸，仅用鼻子呼吸不能吸入足够多的氧气。在跑上坡路时要放慢速度，加快摆动手臂，加快步频，不断鼓劲自己。下坡时也要放慢速度，身体略微前倾，避免对膝盖产生过多的压力。

（四）游泳

游泳是公认较好的一项有氧运动，长期游泳的女性朋友会发现你的皮肤、身材、心理状态都有所改善。长期游泳有减肥的功效，增强自身抵抗力和身体免疫力，还可以减少释放掉工作上和生活上产生的压力。

1. 游泳对健康的影响

（1）让身材变得更加完美：在游泳的时候全身的肌肉都参与了游泳的动作，这样可以让肌肉全面均衡地发展。游泳的时候在水中可以消耗身体内的热量，燃烧脂肪，减掉多余的赘肉，可以有效地预防身体肥胖，坚持游泳还可以适当的增长肌肉，肌肉弹性也会有所改善，让体型变得完美。

（2）增强身体抗寒能力：游泳池内水的温度要比身体温度低，所以下水后皮肤会受到冷水的刺激，皮肤毛细血管收缩，但是在开始游泳时毛细血管会因为缺氧迅速扩张，这就使得毛细血管会反复收缩扩张，让支配毛细血管的神经系统更加灵活，提高了对温度的适应性，也增强了抗寒力。

（3）增强身体抵抗力：坚持有规律游泳的女性朋友不仅可以增强体质，提高免疫力。还可以预防多种疾病的产生，在游蝶泳或蛙泳时我们用到骨盆与大腿部的肌肉。坚持游蝶泳或蛙泳能防止子宫脱落，膀胱下垂，增强骨盆肌、大腿肌弹性，延缓生殖器官衰老。

（4）保护脊柱：在游泳时，相当于对整条脊柱做了一次按摩，在游蛙泳时抬头动作很好的锻炼到了颈椎、腰椎。人在水中游泳时具有浮力，不像在陆地上运动时身体需要承受自身重量产生的压力。

（5）提高心肺功能：在游泳时要进行换气，在每次换气时都会加快血液流动，加快心脏的泵血能力，在泳池中受到水压的作用会提高肺活量，所以坚持游泳会提高心肺功能，降低呼吸道疾病的发生概率。

2. 游泳的注意事项

（1）不要到水源受到污染的水中游泳。选择有水质保障的游泳场馆，以防因脏水引发感染。

（2）切忌在饭前或饭后游泳。空腹游泳影响食欲和消化功能，也会在游泳中发生头昏乏力等意外情况；饱腹游泳亦会影响消化功能，还会产生胃痉挛，甚至呕吐、腹痛现象。

（3）忌剧烈运动后马上游泳。这样会使心脏负担加重，体温的急剧下降，会导致抵抗力减弱，引起感冒、咽喉炎等。

（4）忌月经期游泳。经期女性朋友阴道及子宫的防御屏障较弱，抵抗力明显下降，这期间不适宜游泳。

（5）患有阴道炎、急性宫颈炎、急性盆腔炎、泌尿道感染的患者，治愈前不要去游泳。

（6）警惕公共设施造成妇科感染。公共游泳池的更衣室通常都比较简单，凳子、马桶、储物柜都是公用的，难免沾上细菌。所以在换衣服的时候，女性尽量不要让皮肤直接接触凳子，换下来的衣服也要用干净的袋子装好。

（7）游泳后应尽快用清水洗澡，以保持皮肤及外阴清洁，如发现不适，应及时去医院检查治疗。

（五）瑜伽

瑜伽动作轻柔舒展，强调与呼吸结合，适用范围广且安全性高，因此十分适用于女性。女性练习瑜伽时，可在动静结合中塑造形体美，缓解压力，放松全身肌肉，提高身体协调性，调节内分泌。

1. 瑜伽对健康的影响

（1）瑜伽运动对运动系统的影响：瑜伽练习对人的身体功能和活动能力均有积极作用。长期瑜伽练习不仅能够防止脂肪堆积，有利于身材的保持，还可以提高关节活动范围，增强肌肉和韧带的弹性，预防肌肉和韧带的损伤。同时，瑜伽对身体疾病也有积极的疗效，女性通过瑜伽练习可以改善体质，更好的工作和生活。瑜伽锻炼可增强肌肉力量、肌肉耐力和肌肉协调性保持及恢复关节的活动幅度，促进骨骼的生长，刺激本体感受器，保存运动条件反射，促进运动系统的血液和淋巴循环，消除肿胀和疼痛等。

（2）瑜伽运动对呼吸系统的影响：瑜伽锻炼时要求呼吸缓慢而深长。瑜伽锻炼中常见的呼吸方式有腹式呼吸，胸式呼吸及完全式呼吸等。瑜伽练习的呼吸法，使得参与者的横膈膜、呼吸肌得到锻炼，肌体间的呼吸肌通过加速的膨胀与收缩，促进肺部组织得到锻炼，使得更为强壮，进而人体的肺功能得到调节。

（3）瑜伽运动对心血管系统的影响：随着人们年龄的增长，身体中的血管壁的弹性下降，血脂水平升高，促使血液黏稠，易诱发心脑疾病。瑜伽运动可有效提高血液中蛋白质含量，软化血管，增强血管壁的弹性，促进心血管的健康。另外，瑜伽运动可以减慢锻炼者心率，促进血压平稳，提高心输出量，增强心血管系统的代偿功能。

（4）瑜伽运动对心理的影响：瑜伽运动本身具有缓慢安静的特性，这也使得女性在锻炼过程中达到心境平和的状态，进而改善女性心理健康。瑜伽锻炼的特殊体位、调息法和冥想等训练方法，能使练习者的压力得到较好的释放。适宜的运动强度和运动频率的确能够给人体一定的运动负荷，良好的刺激后能够给人一种镇静、放松的感觉。瑜伽中的冥想还能够让练习者不断重新审视自己和他人，追求顺应自然，顺势而为。长时间的瑜伽运动除了能够缓解女性心理压力，女性通过瑜伽运动还可以减少自身生理原因和外界环境变化带来的抑郁、焦虑等情绪，提升其信心及幸福感，从而让女性保持良好的心理状态。

（5）瑜伽运动对睡眠的影响：长期坚持瑜伽运动会使女性的身体自适应增强，身体得到放松后睡眠质量也会相应提升。瑜伽练习中的体位练习，如树式、仰卧放松功等，这些练习一般都会安排在瑜伽运动方案的前期，合理适度的瑜伽运动能够刺激女性腺体分泌褪黑素和甲状腺激素，从而改善睡眠质量。

2. 瑜伽训练的注意事项

（1）选择合适的地点和设备：在练习瑜伽之前需要先选择一个合适的地方。最好选择一个相对安静、通风良好、不杂乱的地方，这样才能更好地放松，达到更好的效果。同时准备一些必要的装备，比如瑜伽垫、瑜伽带等，可以帮助更好地完成瑜伽动作。

（2）正确的呼吸方式：瑜伽中的呼吸技巧是非常重要的一部分，也是瑜伽与其他健身方式的区别之一。正确的呼吸方式可以帮助更好地放松身体，增强肺功能。在瑜伽训练中需要注意的是，深呼吸的时候，要深深地吸入体内，然后慢慢地呼出，这样更有利于调节呼吸。

（3）学会正确的姿势：在瑜伽练习的过程中，正确的姿势非常重要。正确的姿势可以避免受伤，同时可以帮助我们更好地放松，达到健康的效果。瑜伽中的每一个体式都有其特点和要求，需要认真学习和掌握。初学者可以选择一些简单的瑜伽动作，如拉伸、扭转、弯曲等，这些动作不仅简单易学，还能很好的放松身体。

（4）坚持练习：瑜伽是一种健身方法，需要长期坚持才能达到良好的效果。初学者在学习瑜伽的过程中可能会遇到一些困难，比如姿势不好、身体柔软度不够等。

（六）八段锦

八段锦是由 8 节不同动作组成的一组医疗康复体操，其动作简单，易学易练，并在实践中不断加以修改、创新，又演变出许多种类，如岳飞八段锦、十二段锦、自摩八段锦、床功八段锦、坐势八段锦等，各有特长。

八段锦功能柔筋健骨、养气壮力，可以行气活血、协调五脏六腑功能，男女老幼皆可锻炼。现代研究也已证实，这套功法能加强血液循环，对腹腔脏器有柔和的按摩作用，对神经系统、心血管系统、消化系统、呼吸系统及运动系统都有良好的调节作用，是一种较好的体育运动。

1. 八段锦的功法特点

（1）柔和缓慢，圆活连贯。①柔和：是指习练时动作不僵不拘，轻松自如，舒展大方。②缓慢：是指习练时身体重心平稳，虚实分明，轻飘徐缓。③圆活：是指动作路线带有弧形，不起棱角，不直来直往，符合人体各关节自然弯曲的状态。④连贯：是要求动作的虚实变化和姿势的转换衔接，无停顿断续之处。

（2）松紧结合，动静相兼。①松：是指习练时肌肉、关节，以及中枢神经系统、内脏器官的放松。在意识的主动支配下，逐步达到呼吸柔和、心静体松，同时松而不懈，保持正确的姿态，并将这种放松程度不断加深。②紧：是指习练中适当用力，且缓慢进行，主要体现在前一个动作的结束与下一动作的开始之前。③动：就是在意念的引导下，动作轻灵活泼、节节贯穿、舒适自然。④静：是指在动作的节分处做到沉稳。

（3）神与形合，气寓其中。神是指人体的精神状态和正常的意识活动，以及在意识支配下的形体表现。

2. 八段锦的动作解析

（1）双手托天理三焦（图3-1、图3-2）。

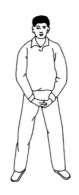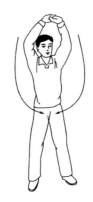

图3-1　两手托天理三焦预备式　　图3-2　两手托天理三焦运动动作

1）力从脚前掌一直上传到上身，然后再上传到手臂，手掌和头，借此发动身体的阳气从下身上升到头顶手掌。手足三阴经脉经过身体的位置要尽量放松。

2）手上托时不应该完全伸直，手伸直了便会拉紧手臂的肌肉，阻碍经脉的内气运行。同时放松胸部、腹部，下巴里扣轻轻压着喉咙。

3）下落时，掌上积累的阳气便可以从三焦经传到两肩，再从两肩走到喉咙，顺次下传三焦。

4）掌心向上阳气变会上升，掌心向下，阳气向下则阴气上升。脚趾发动三阴三阳的经气，而跷脉维脉的经气则需要脚跟发动。

5）手臂下降时用手肘带领手臂向外伸直，并用关冲穴带领手向身后慢慢下降。注意要沉肩坠肘。

6）两手上举，发动手臂三阴三阳经经气；脚趾抓地，发动下肢三阴三阳的经气。结束时，重心放到脚跟，发动跷脉，维脉的经气。

7）下巴轻轻的压着喉咙，不让任脉宝贵物质上升。

8）先从脚掌发力开始，双手在胸前承接下肢三阴三阳的经气，一直托天到头。

9）双手从中线起，可以顺次调整下焦、中焦、上焦的功能，和发动三焦经内气。

10）膝盖不要过分挺直，需微微弯曲，使腿部的肌肉不致僵硬。

（2）左右开弓似射雕（图3-3、图3-4）。

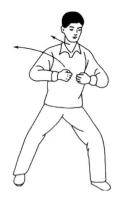 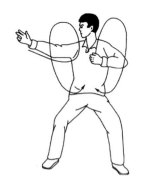

图3-3　左右开弓似射雕预备式　　图3-4　左右开弓似射雕运动动作

1）要放松身体，轻柔缓慢，柔，慢，才可以达到内气南北上下升降，东西左右往来的目的。

2）伸直食指与大拇指，配合眼神和意念是为了发动肺经和大肠经的经气。

3）半握小指，无名指和中指是闭锁这三指的井穴，减弱其经气，使流向肺经与大肠经。

4）云门穴是肺经的门户，打开云门的关键就是手臂尽量从前边向身体侧面，后面展开，直至手臂跟肩头成一条直线，这样云门穴就打开了。

5）内气运行较慢，开弓的架子摆好以后，定式慢慢等待，内气会顺着经脉走到目的地去，这样做气极容易走到了目的地，更会尽量加强内气像水流不停的持续在那条经脉运行，这样才能更能疏通及加强那条经脉的内气。

6）马步越低越好，越低气就越沉，越沉传送到拇指指端的内气就越强，如果马步太高会引致内气上浮，既没有内气下降的丹田，也没有打开肺经的效果。

7）上身垂直、下巴里扣、松腰松胯，臀部有下沉之意，借此下降至丹田，内气便会从腹部肺经的起始点，肃降后反而自动上升，循肺经经脉走到大拇指和示指的指端去。

（3）调理脾胃需单举（图3-5、图3-6）。

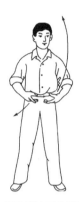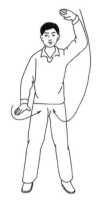

图3-5　调理脾胃需单举预备式　　　图3-6　调理脾胃需单举运动动作

1）下按的手像按在柔软的气柱上，使掌心受力向上，便亦将力和气上传回中宫。这样中宫便成为力和气，尤其是气的收发中心。

2）上举和下按时，要用中冲穴和少冲穴引领，用以发动心经和心包经的心气。

3）身体要自然伸直，肝经、胃经、脾经经过的地方要放松，内气才容易从脚趾上升。尽量放松上身和手臂，使气更容易运行，特别注意调整两手前后高低，和前身的位置，使自己感觉到气发于脾脏，亦回收于脾脏。这才是本式的关键。

4）双手指尖都尽量向身体那边扭，借此放松身体两侧和手臂内侧，这样心气更容易走手臂内侧，肝气更容易走身体两侧，脾胃之气更容易走脾胃经脉。

5）下巴里扣，让头上的内气更容易下降到脾区。

（4）五劳七伤往后瞧（图3-7、图3-8）。

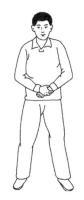
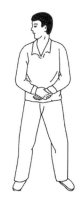

图3-7　五劳七伤往后瞧预备式　　　图3-8　五劳七伤往后瞧运动动作

1）指尖向前，掌心水平向下，就弯曲手腕的外侧阳面，这样就堵塞了手三阳经脉之气从手指手到头上去。于是从手三阴经慢走来的气便停留在掌心及手指尖。

2）五指平均分开，气就会平均分配到5个手指上，如果同时把虎口分开，您就会感觉到五个手指都充满了气。5只手指尖微微向下，弯曲掌心向轻柔的按着某些东西，这样就勉强封锁了手指端那些经脉的井穴。结果气就停在那里不动，这样气就聚集在掌心的劳宫穴内外。有经气积聚的劳宫穴，于是就开发了劳宫穴，劳宫穴是心包经的重要穴位可以使心脏的虚火抗阳下降，借此保护心脏。另外在降亢阳虚火的同时，也会诱导全身的气，都一同降到脚下。

3）脚趾不要抓地。当脚趾抓地，涌泉穴的气就不能溢出体外。当我们现在要泄五脏的虚火，尤其是病气和肾脏的虚火，所以涌泉穴要放松，令到病气虚火能从涌泉穴排出体外。

（5）摇头摆尾去心火（图3-9、图3-10）。

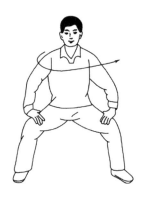

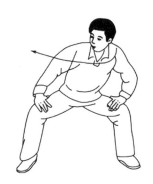

图3-9 摇头摆尾去心火预备式　　　图3-10 摇头摆尾去心火运动动作

1）脊柱要直，也就是拉直督脉和膀胱经，上身左右摆动时百会和会阴成一条直线，不要弯曲，以免阻碍头上的阳气下降。

2）摆幅要大，这样促使督脉膀胱经的经气下降。

3）下巴要轻轻地压着喉咙可诱导任脉内气下降。

4）双手扭转，两手内侧放松，心经经脉内气便容易下行。

5）掌心向下，诱导阳气下降以降心火。

6）马步要低，马步越低阳气就越容易向下，以降心火。

（6）双手攀足固肾腰（图 3-11、图 3-12）。

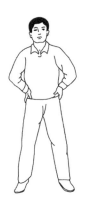
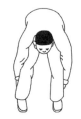

图3-11 双手攀足固肾腰预备式　　　图3-12 双手攀足固肾腰运动动作

1）弯腰下去的时候，脸要垂直于地面，眼睛望向身体后面，这样才能真正拉直后背的督脉。

2）弯腰时尽量放松后背，这样督脉运行会更畅通。

3）弯腰时，脚弯曲的话，气便会在弯曲的位置阻滞，脚跟的气便不能顺畅的从脚背，小腿后面，大腿后面，后背上升。相反，两脚挺直，上身弯下去的时候，脚底的气便更容易顺着小腿，大腿后面上升。

4）弯腰时，手脚从容伸直，有利于发动手脚的三阴三阳经脉之气，亦即是十二正经的气。

5）年轻的或健康正常的，如果想加强督脉内气的话，可以略微把脚跟拉开，变成一个"八"字，拉开脚跟会把尾闾下面的会阴穴打开，令督脉之气更容易从尾闾过去，然后顺利的通过长强穴上升。但阳气过多，任脉不畅通是会有危险的，请小心。

（7）攒拳怒目增气力（图3-13、图3-14）。

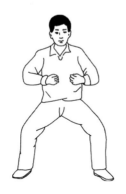 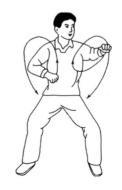

图3-13 攒拳怒目增气力预备式　　图3-14 攒拳怒目增气力运动动作

1）身体两侧到前身两侧，尤其是腰部都要尽量放松，方便肝胆内气畅顺运行。

2）脚跟发力。重心在脚跟，脚跟发力，借转腰和放松腰部以发动肾气，再借肾气补肝。力发于脚跟，脚跟提供了后坐力的支撑，击拳才会有力。还可以加强足三阳经经脉，引导头上阳气下行之脚的力量，这样便不会因长期练习这一式引致肝阳上头带来亢阳上升的偏差。

3）脚趾也要轻贴地面，这样脚才能稳过的扎根。体重要下沉至脚跟，使脚跟受压，发动维脉跷脉经气，尤其是驱动卫气，护卫全身。

4）出拳时，动作关键的位置就是在腋下，身体两侧肋骨的位置，正是肝胆经内气经过的地方。出拳的时候，会使腋下胸侧一带肌肉猛烈运动，刺激了肝胆经内气的发动。

5）气沉丹田，每次出拳时都同时呼气到丹田。这样可以增加出拳的力量，并且减少亢阳上升。

6）掌心向下，可诱导肝阳之气向下。

（8）背后七颠百病消（图 3-15、图 3-16）。

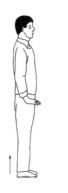 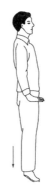

图3-15　背后七颠百病消预备式　　图3-16　背后七颠百病消运动动作

1）脚跟离地，越高越好。离地后全身的重量压在脚趾井穴和涌泉上，越高，其力量就越重，发动的三阴经脉的内气就越强。时间越长，发动三阴经脉的质和量都会增加。

2）脚跟顿地，使足三阳经脉内气，通过脚跟走到脚趾井穴，而且还可以发动阳跷脉、阴跷脉、阳维脉、阴维脉四奇经内气，使全身阴阳两气运行全身经脉，并平衡全身的气机。

（七）五禽戏

五禽戏是东汉名医华佗所创，华佗在观察了很多动物后，以模仿虎、鹿、猿、熊、鹤 5 种动物的形态和神态，来达到以舒展筋骨、畅通经脉目的的一种健身方法。就是指模仿虎、鹿、熊、猿、鸟 5 种禽兽的动作，组编而成的一套锻炼身体的方法。

练法有 2 种：①模仿五种禽兽的动作，用意念想着它们的活动，自然地引出动作来，只要动作的前后次序有个组合就可以了，每次锻炼的动作次序可以不完全一样。②参阅现有五禽戏的书籍，学习整套动作。

1. 五禽戏对健康的影响

（1）骨关节疾病：①骨质疏松已成为中老年女性健康的隐形杀手之一。有学者将五禽戏用于肝肾亏虚型绝经后骨质疏松的治疗，经过 6 个月练习可显著延缓骨密度下降幅度，在缓解患者疼痛的同时可以显著提升患者的平衡能力。②类风湿关节炎主要影响患者的日常生活能力，还引起患者的焦虑情绪，这些都影响到了患者的生活质量。五禽戏可显著提高膝关节骨性关节炎患者的屈伸肌力，进而增强关节稳定性、降低复发率。

（2）心肺疾病：五禽戏的猿戏重在心、鸟戏重在肺，两戏对心肺起着重要作用。目前在心肺方面的应用疾病主要集中在心脏康复、慢性阻塞性肺疾病、高血压等。另外，还可用于慢性支气管哮喘患者缓解期的康复护理，适当的锻炼可以提高患者康复锻炼依从性，改善肺功能以提高生活质量。

（3）精神心理性疾病：随着现代社会的发展，由于学业、工作、生活的压力等，女性朋友们承受的压力日趋增加，压力大、失眠、焦虑、抑郁等现象也随之越来越普遍。五禽戏等中医养生功法可缩短入睡时间而改善睡眠质量，从而提高抗压能力，使患者积极融入社会，享受生活。

（4）代谢类疾病：五禽戏通过锻炼人体四肢筋骨，通畅血脉。对于健康者来说，适度的五禽戏练习可以增强体质，促进身心健康，延年益寿。对于糖尿病患者来说，可以有效降低患者的三高，即高血糖、高血脂、高血压，增强心功能，防治代谢类疾病并发症的发生和发展。

（5）亚健康调理：鹿戏主肝，可疏肝解郁，理肝气以利大肠传导。虎戏主肾，可奏强肾壮腰之功，使后阴开闭适度以利粪便排出。猿戏收腹提肛、松腹落肛的腹式呼吸可促进腹部脏腑运动，帮助传导糟粕。鸟戏主肺，肺与大肠相表里，肺气可以帮助大肠排出糟粕，因此五禽戏被用于肝郁气滞型功能性便秘的治疗。

2. 五禽戏的动作解析

（1）虎戏：手形是虎爪，手掌张开，虎口撑圆，第1与第2指关节弯曲内扣，模拟老虎的利爪。练习虎戏时，要表现出虎的威猛气势，虎视眈眈。虎戏由虎举和虎扑2个动作组成。

1）虎举：掌心向下，十指张开、弯曲，由小指起依次屈指握拳，向上提起，高与肩平时拳慢慢松开上举撑掌。然后再屈指握拳，下拉至胸前再变掌下按。动作要领为两手上举时要充分向上拔长身体。提胸收腹如托举重物，下落含胸松腹如下拉双环，气沉丹田。两手上举时吸入清气，下按时呼出浊气，可以提高呼吸功能。曲指握拳能增加循环功能。

2）虎扑：左式，两手经体侧上提，前伸，上体前俯，变虎爪，再下按至膝部两侧，两手收回。再经体侧上提向前下扑，上提至与肩同高时抬左腿向左前迈一小步，配合向前下扑时落地，先收回左脚再慢慢收回双手。换做右式，动作和左式相同，唯出脚时换成右脚。动作要领为两手前伸时，上体前俯，下按时膝部先前顶，再髋部前送，身体后仰，形成躯干的蠕动。虎扑要注意手形的变化，上提时握空拳前伸，下按时变虎爪，上提时再变空拳，下扑时又成虎爪。速度由慢到快，劲力由柔转刚。

容易犯的错误：两手前伸时容易拱腰低头、膝部弯曲。纠正办法是抬头前伸，臀部后顶，弯腰伸膝，对拉拔长腰部。虎扑动作注意下扑时配合快速呼气，以气催力，力贯指尖。虎扑使脊柱形成伸展折叠，锻炼脊柱各关节的柔韧性和伸展度，起到舒通经络，活跃气血的作用。虎戏结束，两手侧前上提，内合下按做一次调息。

（2）鹿戏：鹿戏的手形是鹿角，中指与无名指弯曲，其余三指伸直张开。练习鹿戏时，要模仿鹿轻盈安闲、自由奔放的神态。鹿戏由鹿抵和鹿奔 2 个动作组成。

1）鹿抵：练习时以腰部转动来带动上下肢动作。上肢动作，握空拳两臂向右侧摆起，与肩等高时拳变鹿角，随身体左转，两手向身体左后方伸出。下肢动作，两腿微曲，重心右移，左脚提起向左前方着地，屈膝，右腿蹬直，左脚收回。

容易犯的错误：落步时脚尖朝前，没有外展，身体侧曲不够，未能注视右脚后跟。纠正方法是脚跟落地，脚尖外展接近 90°，身体稍前倾，左肘压抵腰侧，右手充分向左后伸，展开右腰侧，增加腰部旋转，使眼睛通过左肩，上方看右脚后跟。整体动作为提腿迈步，两手划弧，转腰下势，收回。鹿抵主要运动腰部，经常练习能提高腰部肌肉力量和运动弧度，具有强腰固肾的作用。

2）鹿奔：左式，左脚向前迈步，两臂前伸，收腹拱背，重心前移，左脚收回。注意腕部动作，两手握空拳向前划弧，最后屈腕，重心后坐时手变鹿角，内旋前伸，手背相对，含胸低头，使肩背部形成横弓。同时尾闾前扣，收腹，腰背部开成竖弓，重心前移，成弓步，两手下落。换右式，注意小换步（换右脚，在五禽戏的左右式动作中，只有鹿奔才有小步）。收左脚，脚掌着地时右脚跟提起，向前迈步，重心后坐再前移同左式。鹿奔动作，使肩关节充分内旋，伸展背部肌肉，运动了脊柱关节。鹿戏结束，两手侧前上提，内合下按做 1 次调息。

（3）熊戏：熊戏的手形是熊掌，手指弯曲，大拇指压在示指与中指的指节上，虎口撑圆，大自然的熊表面上笨拙缓慢，其实内在充满了稳健、厚实的劲力。熊戏由熊运和熊晃 2 个动作组成。

1）熊运：两手呈熊掌，置于腹下，上体前俯，身体顺时针划弧，向右、向上、向左、向下。再逆时针划弧，向左、向上、向右、向下。开始练时，要体会腰腹部的压紧和放松。

容易犯的错误：手在胸腹部主动挪转。另一个常见错误是腰腹绕水平方向转动。纠正方法是两腿保持不动，固定腰胯，开始练习时手下垂放松，只体会腰腹部的立圆摇转，待熟练后再带动两手在腹前绕立圆。动作配合要协调自然，手上提时吸气，向下时呼气。熊运可调理脾胃，促进消化功能，对腰背部也有锻炼作用。

2）熊晃：提髋带动左腿，向左前落步，左肩前靠，曲右腿，左肩回收，右臂稍向前摆，后坐，左手臂再向前靠，上下肢动作要配合协调。换右式，提右胯，向右前落步，右肩前靠，曲左腿，右肩回收，左臂稍向前摆，后坐，右手臂再向前靠。初学时提髋动作可单独原地练习，两肩不动，收挤腰侧，以髋带腿，左右交替，反复练习。

容易的犯错误：用脚刻意踏步。应该用身体自然下压，膝髁关节放松，全脚掌着地，使震动传到髋部。重心转移时，腰部两侧交替压紧放松。熊晃能起到锻炼中焦内脏和肩部髋关节的作用。熊戏结束，两手侧前上提，内合下按做 1 次调息。

（4）猿戏：猿戏有 2 个手形。猿勾，五指撮拢，屈腕；握固，大拇指压在无名指指根内侧，其余四指握拢。猿猴生性活泼，机伶敏捷，猿戏要模仿猿猴东张西望，攀树摘果的动作。猿戏由猿提和猿摘 2 个动作组成。

1）猿提：两手置于体前，十指张开，快速捏拢成猿勾，肩上耸，缩脖，两手上提，收腹提肛，脚跟提起，头向左转，头转回肩放松，脚跟着地，两手变掌，下按至腹前。再做右式。重心上提时，先提肩，再收腹提肛，脚跟提起。重心下落时，先松肩，再松腹落肛，脚跟着地。以膻中穴为中心，含胸收腹，缩胯提肛，两臂内夹，形成上下左右的向内合力，然后再放松还原。重心上提时要保持身体平衡，意念中百会上领，身体随之向上。猿提可以起到按摩上焦内脏，提高心肺功能的作用。

2）猿摘：退步划弧，丁步下按，上步摘果。猿摘模仿猿猴上树摘果，手形和眼神的变化较多，眼先随右手，当手摆到头的左侧时，转头看右前上方，意想发现树上有颗桃。然后下蹲，向上跃步，攀树摘果，变钩速度要快。握固，收回，变掌捧桃，右手下托。下肢动作是，左脚左后方退步，右脚收回变丁步。右脚前跨，重心上移，再收回变丁步。完整练习，退步摆掌，松肩划弧，左顾右盼，下按上步，摘果，握固，收回。要注意上下肢动作的协调，猿摘可改善神经系统的功能，提高机体反应能力及敏捷性。猿戏结束，两手侧前上提，内合下按，做 1 次调息。

（5）鸟戏：鸟戏的手形是鸟翅，中指和无名指向下，其余三指上翘。练习鸟戏时，意想自己是湖中仙鹤，昂首挺立，伸筋拨骨，展翅翱翔。鸟戏由鸟伸和鸟飞 2 个动作组成。

1）鸟伸：双腿稍向下蹲，双手为掌，在小腹前重叠，左掌压在右掌上，上举至头前上方，手掌水平上举时耸肩缩颈，尾闾上翘，身体稍前倾。两手下按至腹前，再向后呈人字形分开后身，后伸左腿，两膝伸直，保持身体稳定。双手后展，后展时手变鸟翅。鸟伸动作借助手臂的上举下按，身体松紧交替，起到吐故纳新，疏通任督二脉经气的作用。

2）鸟飞：两手在腹前相合，两侧平举，提腿独立，立腿下落，再上举提腿，下落。换做右式。平举时手腕比肩略高，下落时掌心相对，再上举时手背相对，形成一个向上的喇叭口。可以先单独练习上肢动作，先沉肩，再起肘，最后提腕。下落时先松肩，再沉肘，按掌，使肩部、手臂形成一个波浪蠕动，有利于气血运行。再练习下肢动作，立腿提膝时，支撑腿伸直，下落时支撑腿随之弯曲，脚尖点地再提膝。练习鸟飞时，要上下肢协调配合，身体保持平衡。常练可锻炼心肺功能，灵活四肢关节，提高平衡能力。鸟戏结束，两手侧前上提，内合下按做 1 次调息。

运动损伤要预防

一、常见的运动损伤和处理

（一）擦伤

在运动过程中，如果不小心擦伤了，先用生理盐水冲洗伤口，如果伤口里面有砂石等杂物，应用消毒工具清理干净。小的伤口可用 75% 的乙醇棉球清洁消毒伤口周围皮肤，消毒时要注意无菌操作，从伤口处向外周涂抹乙醇处理伤口。若伤口较深，受伤严重的要到医院处理并注射破伤风。

（二）扭伤

首先要立刻停止运动，然后在扭伤处用冰袋冷敷 24 个小时，再用绷带进行包扎。根据受伤情况，可以进行相应的关节功能恢复性锻炼，但是要注意，受伤的 24 小时内不能进行热敷和按摩。

（三）肌肉痉挛

手指、手掌抽筋时，首先将手握成拳头，然后用力张开，再迅速握拳，反复几次并用力向手背侧摆动手掌；手臂抽筋时，先将手握成拳头并尽量屈肘，然后再用力伸开，反复进行；小腿或脚趾抽筋时，用抽筋小腿对侧的手，握住抽筋腿的脚趾，用力向上拉，同时用同侧的手掌压在抽筋小腿的膝盖上，帮助小腿伸直；大腿抽筋时，弯曲抽筋的大腿，与身体成直角，并弯曲膝关节，然后用两手抱着小腿，用力使它贴在大腿上，并做震荡动作，随即向前伸直，反复做此动作。

（四）肌肉拉伤

这种运动损伤多是因为热身不足导致的，可以根据疼痛程度来了解受伤轻重。一旦有疼痛感，就要立刻停止运动，并且在 24 小时内用冰袋冷敷。中期可以进行热敷、按摩或是食用活血药物。一般肌肉拉伤的恢复时间比较长，后期可以通过做一些功能锻炼来帮助恢复。

肌肉拉伤需要严格注意休息保护，比如下肢肌肉拉伤需要严格进行卧床休息、保护，肿的比较厉害的患肢需要抬高，有利于静脉回流。

二、运动损伤的预防

（一）遵循的原则

预防运动过程中损伤的发生，需要遵循以预防为主的总原则，具体包括针对性、周期化、系统性 3 种适用性原则。

1. 针对性原则

针对性原则要求在运动过程中，根据运动项目、训练目标、身体状态等因素有针对性地通过运动提高身体素质水平。选择合适的训练方式，循序渐进地提高运动强度、运动时间和运动量，这样能够较大程度地降低运动损伤发生的概率。

2. 周期化原则

身体素质的提高并不是一蹴而就的，需要通过多次训练适应、再训练、再适应才能达到一定的训练效果。研究证实适当的运动负荷与合理的恢复周期共同作用，才能促进身体素质正向增长。依据周期性原则，应该循序渐进、持续科学地增加运动负荷，并且安排合理的饮食和恢复时间。既要避免大负荷运动后没有合理的恢复，又要避免负荷不够，恢复时间过长的现象。

3. 系统性原则

在运动过程中要体现运动行为的持续性、规律性和增长性。持续性运动可以避免偶尔停止训练后再次运动时，身体不能够适应运动负荷造成损伤，同时持续性训练能够最大限度地提高运动效率。另外，运动的规律性即根据身体对不同运动的适应规律安排运动负荷，杜绝安排超越当前身体状态水平的"极限负荷"，避免因运动不当造成损伤。运动的增长性是保证运动效果的关键，只有不断有序的增加运动强度，才能逐渐提高运动能力。

（二）具体方法

1. 运动前热身

运动前充分热身有助于增加肌肉的延展性，提高中枢神经系统的兴奋度，调整各器官系统的活动状态，使之更好地互相配合，达到最佳功能状态，为接下来的运动做好充分准备。充分的热身活动会使身体明显发热，并微微出汗。

2. 注意运动姿势

正确的运动姿势可以使身体有效的发力，如果运动姿势不正确，会使得身体某些部位受力过大，如跑步时步幅过大或过小、身体后仰等不正确的姿势会使肌肉得不到有效的收缩和伸展，很容易造成运动后身体某些部位酸痛，长此以往还不利于改善形体。

3. 控制运动强度

运动时应根据自身可承受范围控制运动的时间和强度，如果运动强度和运动量超过身体的限度，会使得心率急剧上升，并在运动后产生明显的肌肉酸痛等症状。严重者甚至会由于肌肉受到强力挤压或过度使用出现横纹肌溶解症，也就是俗称的"肌肉溶解"，表现为肌肉疼痛、肿胀、无力、尿液变色等，这种病症甚至会引起肾损伤，进而危及生命。

4. 选择合适的运动场地

运动时，尽量选择特定的场地，如塑胶跑道，这样可以使膝盖承受的压力得到一定程度的缓冲。如果无法保证在专业的场地进行运动，也应该选择较为平整的地面进行运动，防止运动时引起不必要的伤害。

5. 避免饭后运动

进食后为促进食物消化，机体的血流主要集中在消化系统，如果饭后立即运动，血流会被迫集中于肌肉等组织，使得食物不能得到较好的消化。此外，运动会导致交感神经兴奋，进而使得胃肠蠕动减慢，影响消化吸收。

6. 运动后放松

运动后的放松可降低神经系统、心血管系统、运动系统等的兴奋度，使之逐步恢复到正常状态，减轻延迟性肌肉酸痛，避免疲劳的积累，其与运动前的热身同等重要。运动完后经常会感觉到肌肉发紧或僵硬，常用的放松方法有静态拉伸和滚泡沫轴。静态拉伸主要是针对整块肌肉进行，而滚泡沫轴可以针对肌肉中的硬结进行局部的松解，故将 2 种方式结合起来可达到更好的效果。只有将肌肉进行及时、有效的放松，才能让它们以更好的状态投入下一次的运动当中。

为什么女性容易产生心理异常

　　心理健康是一个非常复杂的综合性概念，主要是指人们从身体、智力及情感等方面将心境发展成为最佳的状态，但不影响他人的心理健康，其涉及医学、心理和社会等不同领域。随着年龄的增长，女性朋友们在不同年龄阶段均可由生理、社会等不同因素导致产生心理异常。

　　对女性月经期、妊娠期和哺乳期的心理反应的分析表明，它不仅仅与女性在这些生命阶段所出现的生理变化有关，而且更多的是与相关的社会背景和文化传统相联系。另外，一些研究还涉及文化的成因，认为来自生活和工作中的双重压力，特别是多重社会角色的冲突和性别文化的挤压，也会导致女性心理健康水平的下降。

　　从影响的机制来看，导致女性心理健康水平下降的影响因素实际上可以分为 2 组。一组是中间变量，它们直接影响女性心理健康状况；一组是初始变量，它们决定中间变量对女性健康的影响程度和性质，或者说中间变量其实只是传递初始变量对女性健康的决定作用，这些中间变量包括生理与年龄等自然因素，婚育家庭等生活因素，学业、职业等发展因素，突发事件等偶然因素。但是，这些中间变量会不会或者造成多大的心理健康问题最后是取决于初始变量的，只有深入分析这些初始变量，我们才能对症下药，所采取的对策才能真正发挥效用。

月经和妊娠是女性朋友特有的生理现象，对女性的心理活动有很大的影响。女性会随着月经周期的各个阶段变化而发生个性特征或情绪状态的变化。行经前的 3 ～ 4 天或整个行经期，会发生程度不同的"经前紧张"，主要表现为情绪消极，严重者会出现忧郁沮丧、焦虑不安、烦躁易怒、自信降低等心理状态。而在两次行经之间会有一个情绪回升提高的时期，特别是排卵期，处于情绪高昂、自信增强、自我评价较高的心理状态。这是由于经前期雌性激素含量低，排卵期雌性激素含量增高引起的。同时，卵巢的衰老、雌激素分泌功能的退化导致绝经和"更年期综合征"，以及怀孕也会影响女性的心理状态，特别是怀孕的前 3 个月和后 3 个月，易使女性朋友的情绪波动幅度增大。

一、青春期

青春期是人生中的重要过渡阶段，也是从幼年向成年转变过程中生理、心理、社会各个方面不断成熟、不断完善的阶段。虽然人生的青春期主要是在学校度过，但是学习压力、竞争压力，以及生理上的急剧变化都会使其出现较大的心理转变。在这个阶段中，如果缺乏正确的引导和教育，很可能出现心理行为上的问题，特别是青春期少女，情感更为细腻、敏感，面对内外压力也表现出不同程度的心理困扰及适应不良问题。所以，对这一时期的女性心理行为的了解及适当的引导对于其全面发育是关键的环节。

二、妊娠期

妊娠期对于女性而言是一个特殊的时期，在这一时期伴随着快速生理变化，社会角色也发生着改变，可能会导致女性的认知及情绪产生变化，进而影响妊娠期女性的心理健康。

妊娠期不良心理健康产生许多不良的影响，有研究表明产前抑郁是产后抑郁的强有力的预测因子，影响其围生期心理健康，其次影响产程及妊娠结局，有研究指出不良情绪会增加分娩疼痛，产程延长，甚至会导致胎儿宫内窘迫和产后出血的发生率增高。此外，女性孕期存在不良情绪会导致胎儿易出现早产、体重不足、发育不良，或者巨大儿等情况，同时由新生儿转新生儿科重症和死亡的发生率也较高。

三、更年期

更年期女性是一类特殊的群体，女性更年期综合征是指女性在绝经前后，由于性激素含量减少引起的一系列精神及躯体表现，如生殖系统紊乱、自主神经功能紊乱。同时，随着患者病程延长，将会引起一系列生理、心理变化，部分患者表现为焦虑、睡眠障碍及抑郁等。因此，更年期女性心理健康水平相对较低，在一定程度上不仅影响婚姻质量，亦可影响其生活质量，被动波及家庭，影响家庭的幸福和睦及社会的和谐稳定。

女性心理有哪些特征

一、青春期

（一）对亲密关系的要求

对于亲密关系既困惑又想知道，这是青春期必经的一个阶段。由于初步具备社交意识与基本社交能力，很多处于青春期的女生会倾向于寻找与父母、朋友甚至伴侣间的亲密关系，并以此来补充和调剂学业之外的生活。她们渴望得到朋友的忠诚与认可，但在大多数情况下，很多女生并不了解同龄人的真实想法或是做事动机。

作为尚未脱离原生家庭存在即经济或生活的独立无法实现，导致了她们倾向于将父母的行为与情感方式带入到自我社交之中，而如果父母间的交流模式过于生疏或暴力的话，也会变得极具攻击性或者极端消极。作为迅速变化与成长的个体，与他人的关系也将不断变化。

（二）身份危机与情绪表现冲突

在青春期，人格发展步入了核心阶段，而此时也正是自我意识在人脑中形成并逐渐出现的自我角色。于是，此阶段的女生倾向于以自我为实体去认识社会并倾向于以自我为中心去安排其将来所处的社会地位及社会分工，而父母在此时却早已有了心中子女应有的归宿。较易理解的一个例子便是诸多家长对于子女的望子成龙心态，在很多情况下子女由于达不到或不想得到学业上的优异表现反被父母的漠视或责骂，而稍一有起色却又获得父母表扬。这使得许多青少年倾向于直接将父母对其的爱与关系简单地理解为一次考试的优异成绩，并迫使其认为这份关系极为脆弱且无意义。而连父母都无法给予应有的爱也导致了她们愈发地不愿去信任与接触别人并造成一系列的心理和情感危机。

不断的自我怀疑也使除外界因素的身份危机的另一特征。作为成年人或是更小年龄的儿童很难理解青春期青少年的所作所为，甚至在大多数情况下询问他们自己的行为初衷，他们也不知道答案，而不断成长的身心也让他们处于无法控制自我的边缘。"我是谁"这会是一个很多青少年都在询问的问题，他们中的大多数会在成年后谈曾经拥有的激情与多疑，但仍会有一部分人在成年后保持其中学时代的心理状态。因为在青春期，无论好的反馈，或是坏的反馈，都将对青少年的发展产生很大的影响。而自我意识发展带来的重要影响之一就是成就感与挫败感的交替。

（三）理性与感性的并存

青春期是一个不断探索的过程，也是一个不断磨合从而向前发展的过程。这一时期，青少年的心理将产生生物性紊乱即心理失调与行为偏差。心理失调是指青少年过度的虚荣心和受到刺激后扭曲的道德观念与原有价值认知的冲突，而行为偏差则是青少年在行为过度偏激或是过度收敛而产生的不良效果。

思考与情绪化共存的结果便是一部分人会在某些场合表现为少年老成而在另一些场合表现得极为幼稚与无理取闹。在大脑发育与更高级别的教育的共同驱使下，青少年会开启一个更为充分与多样的学习时期，不仅在学术研究同时在生活技能上都将有长足进步，对于一些概念如自我、社会、正义的分析与理解也将更为宏观与具体，对于某些事物之前表面的理解也将更为深入，这也是很多人在多年后回忆起第一次理解世界时都聚集于青春期这一时段。

二、妊娠期

大部分妊娠期女性都会发生很大的心理改变，尤其在妊娠晚期会产生焦虑心理。多数孕妇通过调节自己的情绪，或周边亲人、朋友的帮助，会使焦虑心理减轻；有些孕妇不善于调节，或周边不良因素的刺激持续存在，进而使心理焦虑越来越重，甚至影响生活及妊娠过程。

在临床上，大多数孕妇心理变化和孕期机体的改变及生理变化有关，甚至和孕期疾病有关。研究表明 60% ～ 80% 的孕妇心理焦虑起因于孕期的肠胃不适（如妊娠剧吐、持续便秘、反流性食管炎等）。另外，孕期甲状腺功能的变化，如甲状腺功能的亢进或低下，可表现为多汗、烦躁、心悸等症状，也会促使孕妇心理状态变差。

对很多孕妇来说，怀孕后生活会在瞬间发生大转变。孕期身体不适的早孕期改变已使许多的孕妇倍感难忍，加之妊娠后注意事项增多、各种活动和生活习惯受限、对未来家庭的经济压力，以及孕妇自己的工作发展等各种烦心事，尤其周边亲人、同事、朋友等的"经验"之谈。让很多本就懵懵懂懂的孕妇生活在无时不在的恐惧中，很多孕妇自然而然地就走进妊娠焦虑症的环境中。现代人的生活压力大，类似这种有产前焦虑症的孕妇十分常见，只是表现症状因人而异，表现出来的程度也不一样。一般情况下，妊娠焦虑心理改变包括以下四大症状。

（一）压力大睡不好

引起孕期睡不好的各种原因中，除了因为孕期激素引起的变化及身体变化所带来的不便等原因之外，还有一大原因就是心理压力大。最担心宝宝是否健康（尤其孕前没有充分准备的孕妇）、担心妊娠及哺乳影响自己的工作和发展、担心宝宝生下来之后经济压力大等，再加上妊娠后的身体改变，都会引起孕期睡不好，这是孕期焦虑症的一大表现。

（二）情感脆弱无法独处

有人说女人都会经历3个阶段，一天的公主（结婚），十个月的皇后（怀孕），一个月的皇太后（坐月子）之后就是一辈子的保姆了。对某些孕妈妈来说，怀上宝宝之后就变成了家里的皇后了。家里的各种超乎寻常的关心各种宠爱，让孕妈妈心理上变得更加脆弱，无法独处。

（三）担忧生育风险。

在宝宝顺利出生之前，所有的孕妈妈都担心宝宝的健康问题。尤其是当宝宝要生了，究竟是选择顺产还是剖宫产，也是让孕妈妈忧虑不安的一大因素。既望顺产对宝宝更好又怕自己的阴道变松，既想选择剖宫产又担心伤口难看影响以后的生活，这个问题困扰着无数的孕妈妈。

（四）担心与社会脱节。

在孕妈妈担心的各种问题中，职场孕妈妈需要考虑的问题就更多了。比如什么时候开始休产假、产假结束回去公司职位是否有变动、是否影响以后的晋升及发展等，重新面对社会是否需要付更多的努力等，都让准妈妈忧心。

在孕期，对于这些焦虑孕妇，应该引起家人及孕妇本人的重视，因为越来越多的研究发现，女性孕期的心理变化，尤其焦虑等情绪变化可以引起神经系统、内分泌系统、免疫系统的反应，释放多种神经递质和激素，通过胎盘进入胎儿血液系统，对胎儿心身造成一定的影响。

三、更年期

（一）焦虑烦躁的心理

焦虑多疑是更年期常见的一种表现在情绪方面的反应。时常由于各种刺激而引发情绪方面较大的波澜，无论在家里还是在单位交流时都会带着情绪，爱生气和产生嫉妒、敌对情绪。如在家里做家务、照顾孩子都是很烦躁的去做，根本都没有放在心上；在单位工作时，往往会思想偏离难以集中注意力。此外，平日里对做每一件事都有压力，不免产生焦虑的情绪；对完成的结果往往都怀疑它的真实性，怀疑自己的能力。更年期的女性在焦虑怀疑心理方面的问题，自我内心十分矛盾，很怀念二三十岁年轻的岁月，以至于不敢面对更年期的自己。

（二）敏感多疑的心理

在大家的眼里，母亲永远都是唠叨的没完没了。一方面，是出于对子女的关心和照顾；另一方面，就是处于更年期的表现，即主观武断、唠唠叨叨、容易激动、抑郁忧伤等。在单位总是用着敏感的眼观去观察领导和同事之间的关系，总想寻求心理的平衡感。

（三）忧郁消极的心理

面对青春美丽的面容和白皙的肌肤，如今皱纹爬满了脸庞，肌肤也变得暗黄，生活的激情也大不如从前，这对于处在更年期的女性是一个致命的打击，导致她们对生活消极对待、心灰意冷。最为严重的是自己辛辛苦苦养育的子女有天也许会离开自己，身边没有精神的寄托感觉到孤单和无助，进而会长时间处于忧郁的状态下。处于更年期的女性在记忆力方面，表现得很吃力，在做家务时往往会忘记一些常用的东西放在哪里，及时是刚放过的东西也一时想不起来；体力也大不如前，逐渐产生了自己成为家庭负担的想法，不免会烦躁、沮丧、焦虑。

（四）悲伤悔恨的心理

女性更年期许多症状出现之后，严重影响女性身体和心理的健康状态，导致女性整天魂不守舍感到顾虑重重，以至于任何一点心里矛盾就怀疑自己已经病入膏肓，甚至情绪消沉，怕衰老，担心记忆力减退，回避以往发生过的心酸的事情。

如何进行心理调适

一、九大技巧帮助女性自我减压

人在现实生活中不可能没有压力和挫折，而且许多时候压力与挫折往往难以回避，必须面对。一些有成就的女性，她们对自己往往有着比一般人更高更完善的标准，同时她们又处于竞争激烈的环境中，一旦遇到某种挫折，就意味着对自己那种"高标准、严要求"目标的否定。而此时所处的高位，又使她们难以找到可以倾诉和求援的知心朋友，使负面情绪难以排解。面对压力，每个女性都应根据自己的个性特点、认知能力、应对方式和生活态度，做到合理地宣泄，把压力减小到最低限度，以保证自我的身心健康。我们要学会适应社会，而不能让社会适应我们自己。一般认为自我减压的方法有以下几种。

（一）愉快地生活

无论在家、工作场所或在娱乐时，都要学会热爱生活，享受生活。

（二）自信与乐观

生活如同大海的波浪，不但有波峰，也有波谷。因此，在遇到挫折和处于波谷时，自信和乐观尤为重要，切不可自暴自弃。生活要有目标，并努力去实现此目标。不过，目标过于远大或与自己能力相去甚远时，往往会造成不能实现的境遇。

（三）注意面对现实

挫折不可避免，回避只是暂时的解脱，只有面对，才能使自己走向成熟。

（四）遇到压力要学会放松

情绪的过分紧张和焦虑，会影响人解决问题的能力，而生活中常常会遇到一些始料未及的事，应学会放松，调节自己的情绪，保持生活的规律和睡眠的充足，以饱满的精神状态去面对和解决问题。

（五）要学会换个角度看问题

有时转换看待问题的角度会使沮丧、绝望的人看到希望。

（六）多做运动

运动可以帮助你缓解紧张情绪和压力，缓解疲劳，减轻焦虑。运动不但增强体质，而且锻炼人的意志品质，提高对困难挫折的应对能力。

（七）遇到挫折要学会寻求支持

与人分忧是助人为乐的一种形式，生活中绝大多数人都有一颗助人为乐的心。因此，遇到挫折和难以解决的问题时，应学会倾诉和寻求帮助，这么做并非软弱和无能，更不必担忧会遭人讥笑，其实这是一种情感的疏泄和痛苦的分担方式。

（八）转移注意力

当一个人遇到困难挫折时，如考试失败、与同事关系紧张、任务过重等，产生情绪恶劣，自己一时又无法解决相关问题，就应采取现实的原则，顺其自然接受所面临的困境和问题，同时把注意力转移到其他活动中去，如散步、打球、聊天、娱乐、旅游等，以淡化某种困扰，遗忘烦恼之事，使紧张的情绪松弛下来。

（九）学会幽默

幽默对压力过大的人是一种松弛剂。当一个人紧张不安时，学会幽默，可以消除尴尬局面，使紧张的情绪恢复正常。其次，幽默使人开怀大笑，有助于肌肉放松，缓解压力，并产生积极向上的心理。

二、学会放弃，减轻心理负担

人的一生中需要放弃的东西很多，古人云，鱼和熊掌不可兼得。如果不是我们应该拥有的，我们就要学会放弃。几十年的人生旅途，会有山山水水，风风雨雨，有所得也必然有所失，只有我们学会了放弃，我们才能拥有一份安然祥和的心态，才会活得更加充实、坦然和轻松。

每个人对幸福的解释并不完全相同，包括事业、家庭、爱情、金钱、权力等很多方面。有些人希望自己能做到十全十美，白天拼命工作，业余时间拼命培训，并以不断拥有获得成就感，却没有意识到自己背负的东西已经太多了。这时候就需要学会放弃，放弃一些不切实际的奋斗目标，给自己定一个"跳一跳，能够着"的目标，只要对得起自己的努力和良心，不要太在意上司和同事对自己的评价；让自己有更多的余地应对在工作中遇到的各种问题，从而每天以良好的精神状态面对生活和工作。放弃之后，你会发现，紧张、焦虑没有了，心里轻松了，工作效率也获得了极大的提高。

三、将焦虑症拒之门外

焦虑一般都源于长时间的紧张、不安和担心。人们在面对困难，预感将要发生不利的情况或危险发生时，可产生焦虑，但这种焦虑并不是疾病，而是一种正常的心理状态。只有当焦虑的程度及持续时间超过一定的范围时才构成焦虑症状，这会起到相反的作用，妨碍人应付、处理面前的危机，甚至妨碍正常生活。

据统计，普通人群中约有 5% 的人患有不同程度的焦虑症，而女性相对男性更容易焦虑，女性较缺乏安全感，对很多事情容易紧张、不安，由此形成焦虑。对此，有关专家指出女性应多参与社会交流，主动调整心态，保持心情愉快，焦虑在很大程度上跟人的思维方式有关，焦虑者很容易用负面的思维去思考问题。因此，改变导致焦虑的思维方式，将大大减轻女性焦虑症状的发生。以下介绍的 6 点内容将有助于女性了解和认识焦虑，并将焦虑拒之门外。

（一）你的焦虑是否有效或无效

你的焦虑是否会在未来一两天带来一系列行为？你会做些什么来消除这种焦虑？它会一项项地发展下去吗？如果答案是否定的，那么这就是无效的焦虑。

（二）你的期望是什么，挑战又是什么

每天用 30 分钟写下你的焦虑，然后放在一边，这样你就不会整天都闷闷不乐。

（三）你在焦虑什么

你非得要完美吗？你非得比任何人都出色吗？非要知道这些信息吗？非要减肥不可吗？

（四）焦虑者倾向于认为失败是灾难性的

他们往往相信如果他们想到失败，他们就会失败。其实，人们担忧的绝大多数事情往往是相当积极的结果。

（五）了解你的渴求

有时焦虑仅仅是一种提醒，工作中需要更多的友爱和赞赏，需要更多的提升机会。

（六）试图不去设想未来，不去编造可怕的景象

焦虑者的问题之一是他们永远生活在从来没有出现的未来。最好的办法是尽情享受此时此刻。

四、女性如何防治抑郁症

抑郁症患者主要表现为极度悲伤，对任何事情都提不起兴趣，完全分散了对生活的注意力。她们感到无助无望，甚至可能对她们没有做而在特殊形势下本应该做的事情感到愧疚。这些女性可能还有一些抑郁症的生理表现，比如夜间惊醒、睡眠不安、臂部和胸部沉重麻木、食欲缺乏等。

患了抑郁症的女性整日沉默寡言，脑子里充满各种想法，并且开始为在她的世界中做错的每件事责备自己。她的悲伤会加剧成为真正的精神痛苦。抑郁症最初的前兆之一就是自己对世界的想法和感觉发生了改变，可能片面地对事物全部一概而论，不是全部肯定某一件事，就是全部否定某一件事。要防止抑郁症的发生需注意以下 5 点。

（1）加强体育锻炼。因为锻炼会提高人类感觉快感的内啡肽的含量。

（2）不要对小事掉以轻心。在生活或工作中，一旦达到了自己制定的一个目标，不妨自我奖励一番，到酒店吃顿佳肴，或给自己买件小奖品。

（3）要打破孤立状态。抑郁的时候，可以寻求亲友的帮助。

（4）远离烟酒。酒通过中枢神经系统可以陷入抑郁。而烟中的尼古丁能够加快心跳速度，会加重女性在抑郁症之前或抑郁过程中所有的那些紧张不安、烦躁的感觉。

（5）寻求咨询服务。定期的心理咨询对预防抑郁症很重要。

五、现代女性的养心秘诀

（一）适时做心理咨询

当遇到心理危机而难于自行解脱时，不妨求助于心理咨询机构，通过心理医师的安慰、劝导、启发，能使女性朋友的情感、意志、态度、认识、行为等发生良性转化，增强信心，进而保持身心健康。

（二）坚持锻炼，养心健体

对于经常持续伏案工作的白领来说，养成体育锻炼的习惯具有重要意义。因为运动能有效地增强机体各器官、系统的功能，且能促进脑细胞代谢，使大脑功能得以充分发挥，提高工作效率，延缓大脑衰老。

（三）广交朋友，充实生活

设法摆脱狭窄的工作环境和自我小圈子，多交朋友，良好的人际关系有益于心理健康和事业的成功。脑力劳动者应该乐于交际，在交际中相互理解和表达交流思想感情。而业余爱好可以作为转移大脑"兴奋灶"的一种积极的休息方式，有效地调节、改善大脑的兴奋与抑制过程，进而消除疲劳，使自己从紧张、乏味、无聊的小圈子中走出来，进入兴趣盎然的境界。

（四）宣泄情绪，调节心理

女性在工作及生活中遇到麻烦是在所难免的，但切忌将忧愁痛苦强行积郁在胸。心情郁闷时，应尽量想办法"宣泄"或转移，可以找知心朋友聊聊，一吐为快，或出去散散步，看看电影、电视等。遇有大的委屈或不幸时，也不妨痛哭一场。

（五）劳逸结合，有张有弛

女性朋友们应该客观地认识和评价自己的承受能力，把握机遇，发挥自己的长处，并学会在快节奏中提高自己的心理承受能力，在各种事件中基本保持心理平衡。要科学安排工作、学习和生活，制订切实可行的工作或学习计划，并适时保留余地。

六、怎样做心理放松

（一）以自己独特的方式适应社会

每个人都有各自的活法，你走你的阳关道，我过我的独木桥，你有你的精彩，我有我的自豪。立足点不一样，闪光点不一样，一个有所作为的女人，要敢于以自己独特的方式适应社会，并为社会发挥自己的光和热。走自己的路，做自己的事。

（二）不要故意给自己加压

不少女性朋友对社会、对家庭、对自己都有不同程度的不满，她们中有些人喜欢在压力中生活，在压力中挑战难题，这样便有一种惬意的满足。但不是每次都有好运气，压力多了会压得自己喘不过气来，久而久之便会累及自身的健康。一个女人，只有恰当调整自己的生活压力，才不至于使自己活得太累。

（三）学会宣泄

一个女人的健康是要达到身体上、精神上和社会上的完善状态。如果觉得自己的心理压力过大，可以去看心理医师寻找解脱的良策。当遇到不开心的事情时，可以通过运动、看电视、读小说、听音乐、看电影、找朋友倾诉等方式来宣泄自己抑郁的情绪，也可以找适当的场合大声喊叫或者痛哭一场。

（四）知足常乐

女人不可缺乏进取心和奋斗精神，但一味地追名逐利反而会得不偿失。只要努力过，且通过努力进步了、收获了，就不要对自己苛求。

疾病篇

JI BING PIAN

有哪些常见的妇科疾病

一、痛经

痛经属于妇科临床的常见病，指女性经期或行经前后，出现周期性小腹疼痛，或痛至腰骶，严重者可伴恶心呕吐、冷汗淋漓、手脚发凉，甚至昏厥，给工作和生活带来影响。本病的发生有情志所伤、起居不慎等原因，并与身体及经期、经期前后特殊的生理环境有关。临床上将痛经分为原发性痛经和继发性痛经2种。原发性痛经多指生殖器官无明显病变者，故又称功能性痛经，多见于青春期少女、未婚及已婚未育者，此种痛经在正常分娩后疼痛多可缓解或消失。继发性痛经则多因生殖器官有器质性病变所致。

（一）致病因素

1.体质虚弱

一些女性对疼痛过分敏感，再加上自身体质虚弱，平时又不注意锻炼，对疼痛的耐受力不足，轻微的疼痛即感觉无法承受。

2. 精神紧张

有些女性一来月经就感到烦躁、紧张和恐惧。即使轻微的不适，也会觉得疼痛，而且精神越紧张，就越感到疼痛，这种疼痛主要是由心理作用产生或加重的。

3. 子宫疾病

（1）子宫颈管狭窄：主要是月经外流受阻，引起痛经。

（2）子宫发育不良：子宫发育不良容易合并血液供应异常，造成子宫缺血、缺氧而引起痛经。

（3）子宫位置异常：若女性子宫位置极度后屈或前屈，可影响经血通畅而致痛经。

（4）子宫的过度收缩：虽然痛经患者子宫收缩压力与正常女性基本相同，但子宫收缩持续时间较长，且往往不易完全放松，故发生因子宫过度收缩所致的痛经。

（5）妇科病：如子宫内膜异位症、盆腔炎、子宫腺肌症、子宫肌瘤等。子宫内放置节育器也易引起痛经。

4. 激素导致的痛经

月经一般是在卵巢排卵后的2周左右来潮，卵巢排卵以后逐渐产生黄体，黄体能分泌孕激素。在孕激素作用下，分泌期子宫内膜产生前列腺素，作用于子宫肌肉及血管平滑肌，使之收缩，影响子宫里的经血外流。子宫里的经血多了，刺激子宫，会引起子宫强烈收缩，因此便产生了疼痛。

5. 遗传因素

女儿发生痛经与母亲痛经有一定的关系。

6. 内分泌因素

月经期腹痛与黄体期孕酮水平升高有关。

7. 剧烈运动或受凉

经期剧烈运动、受寒冷或衣着过少而受凉导致气血凝滞，均易引发痛经。

8. 环境影响

受某些工业或化学性质气味刺激，比如汽油、香水等造成痛经。

（二）自诊要点

痛经大多开始于月经来潮或在阴道出血前数小时常为痉挛性绞痛，历时 0.5 ～ 2.0 小时。在剧烈腹痛发作后转为中等度阵发性疼痛，持续 12 ～ 24 小时。经血外流通畅后逐渐消失。疼痛部位在下腹部，重者可放射至腰骶部。约 50% 的痛经者伴有胃肠道及心血管症状，如头晕、头痛、恶心、腹泻及疲乏感，偶有晕厥。

（三）必要检查

通过双合诊及三合诊，可发现一些导致痛经的病因，如子宫畸形、子宫肌瘤、卵巢肿瘤、盆腔炎等。肛诊可知子宫骶骨韧带结节状是否增厚，对早期诊断子宫内膜异位症尤为重要。其他检查如红细胞沉降率、白带细菌培养、B 超盆腔扫描、子宫输卵管造影、诊断刮宫，最后应用宫腔镜、腹腔镜检查可及早明确痛经的发病原因。

（四）治疗措施

1. 进行体育锻炼，增强体质

痛经的女性朋友们平日应注意生活规律，劳逸结合，保证适当营养及充足睡眠。重视月经生理的宣传教育，消除恐惧、焦虑及精神负担。加强经期卫生，避免剧烈运动、过度劳累和防止受寒。

2. 药物治疗

（1）布洛芬：该药物能抑制前列腺素合成，使子宫张力和收缩性下降，达到治疗痛经的目的。一般于月经来潮痛经开始前连续口服 2 ～ 3 天，每日 1 片，症状严重者可予以每 12 小时口服 1 片，因为前列腺素在经期初始

48 小时释放量最多，早期用药可纠正月经期血中前列腺素合成释放过多。痛时再服用可能效果不明显，而且最少要 3 小时后起作用。服用该药物可能会有消化道反应和中枢神经系统症状，极少引起支气管痉挛和暂时肾功能损害。

（2）β 受体兴奋药：能够松弛子宫肌层，使痛经得到迅速缓解，但同时有增快心率、升高血压等不良反应。给药方法有口服、气雾吸入、皮下注射、肌内注射及静脉注射等，但一般反映 β 受体兴奋药疗效不太满意，且仍有心悸、颤抖等不良反应，因而未能被普遍采用。可是气雾吸入法应用方便、作用迅速，仍可一试。

（3）钙通道阻滞剂：该类药物能够干扰钙离子透过细胞膜，并阻止钙离子由细胞内库存中释出而松解平滑肌收缩，为心血管疾病治疗上的一项重要进展。应用 20 ～ 40 mg 硝苯地平治疗原发性痛经。给药后 10 ～ 30 分钟子宫收缩减弱或消失，肌肉收缩幅度、频率、持续时间均下降，基础张力减小，同时疼痛程度减轻，能够持续 5 小时且无特殊不良反应。

（五）特别提醒

一些女性朋友认为痛经不是什么大不了的病，忍一忍就过去了。但对于疼痛程度逐渐加重、疼痛时间越来越长的人来说，及时就诊才是正确选择，这是因为痛经有可能会隐藏着某些身体疾病。痛经所提示的疾病可大致分为以下几类，这些表现为痛经的疾病如果不及时治疗，后果可能会很严重。

（1）经期的腰痛可能是因为子宫后位或其他疾病所致。

（2）经期发热、下腹坠痛提示可能患盆腔炎。

（3）正常经血呈暗红色，如果经血颜色为淡茶褐色或气味发生变化同时伴有体温升高和下腹痛，则可能患有子宫内膜炎。

（4）如果痛经越来越厉害、持续时间越来越长，则提示可能患子宫内膜异位症。

二、乳腺增生

由于乳腺组织是性激素的靶器官，在内分泌激素影响下，有周期性增生复原的组织改变。在增生期，有些人可能自觉乳房胀痛，或触摸乳腺感觉增厚，特别是月经前更为明显，经期过后，上述症状就能自行消退，这不算是疾病，也不需特殊治疗，是正常的生理性改变。

乳腺增生分为乳腺小叶增生和乳腺囊性增生，是女性常见病、多发病之一，可以局限于乳房的一部分，也可分散于整个乳房，多见于 25 ～ 45 岁女性，其本质上是一种生理增生与恢复不全造成的乳腺正常结构的紊乱。

乳腺增生必须区分是生理性的还是病理性的。如果每次月经乳腺出现肿块，并有持续长短不一的疼痛，有的连续数月，也可长达数年。它在组织学上的改变包括腺泡、腺管或腺小叶周围纤维组织增生，这样的乳腺增生通常又叫乳腺小叶增生，生理性乳腺增生大多可自愈，有的在妊娠、哺乳后症状完全消失，有的在绝经后 1 ～ 2 年后自愈。病理性的乳腺增生病也称乳腺囊性增生病，在组织学上有小乳管高度扩张而形成囊肿，乳管上皮细胞增生，多数中、小乳管可发生乳头状瘤，由于本病不但上皮增生，尚有囊肿形成，所以被称为"囊性乳腺增生病"，属癌前病变，该病可发生癌变，必须引起高度重视。在我国囊性改变少见，多以腺体增生为主。

（一）致病因素

病因尚不十分明确，多认为与内分泌失调及精神因素有关，主要为孕酮分泌减少，雌激素相对增多。许多学者认为催乳素水平升高是引起乳腺增生的一个重要因素，激素受体在乳腺增生病的发病过程中也起重要作用。那么，究竟是何种原因导致的内分泌激素紊乱呢？一般认为，现代女性经常处于紧张、焦虑的状态下，神经传递介质环境改变，发生雌激素／多巴胺不协调，则导致催乳素分泌增加，可能引起或加重乳腺增生，例如以下情况。

（1）月经不调、怀孕和产后气血损伤。

（2）生活工作压力增大及精神创伤。

（3）生活环境的污染。

（4）生育晚、不施行母乳哺养也会造成乳腺增生。

（5）身体状况和家庭遗传因素，如肥胖女性较一般女性发病率高。

（二）自诊要点

（1）有一侧或双侧乳房出现单个或多个肿块，多数伴有周期性乳房疼痛，且多与情绪及月经周期有明显关系，一般月经来潮前1周左右症状加重，行经后肿块的疼痛明显减轻，且连续3个月不能自行缓解。

（2）排除生理性乳房疼痛。如经前轻度乳房胀痛、青春期乳痛及仅有乳痛而无肿块的乳痛症。

（3）检查乳房可触及单个或多个大小不等的不规则结节，质韧，多位于外上方，结节与周围组织不粘连，可被推动，常有轻度触痛，腋下淋巴结不大。

（三）必要检查

可以做乳腺X射线摄影、B超检查等，必要时行肿块细针吸取细胞学检查及局部活体组织病理检查以排除乳腺癌、乳腺纤维瘤等其他良恶性疾病。

（四）治疗措施

目前治疗上基本为对症治疗。一般来讲，当乳腺增生症状较轻，仅有轻度经前乳房胀痛，乳房内散在细小的颗粒样结节，可通过内衣托起乳房以缓解乳房胀痛，在发病后几个月至两年后常可自行缓解，多不需特殊治疗。但需要对其进行观察，若无明显变化，可每半年至一年到专科医院检查1次。如果症状较严重并且影响工作或生活时，则应就诊治疗。

（五）特别提醒

（1）保持心情舒畅，情绪稳定，合理安排生活。患病期间要注意适当休息，适当加强体育锻炼，避免过度疲劳。

（2）保持乳房清洁，经常用温水清洗，注意乳房肿块的变化。提倡25岁以上女性朋友一定要每月自查乳房，具体方法是洗浴后站在镜前检查，双手叉腰，身体做左右旋状，从镜中观察双侧乳房的皮肤有无异常，乳头有无内陷，然后用手指的指腹贴在乳房上按顺时针或逆时针方向慢慢移动，切勿用手挤捏，以免将正常乳腺组织误认为肿块。

（3）患者宜常吃海带，有消除疼痛、缩小肿块的作用，忌食生冷和辛辣刺激性的食物。

（4）避免使用含有雌激素的面霜和药物。有的女性朋友为了皮肤美容，长期使用含有雌激素的面霜，久之可诱发乳腺增生。

（5）妊娠、哺乳对乳腺功能是一种生理调节。因此，适时婚育、哺乳，对乳腺是有利的；相反，30岁以上未婚、未育或哺乳少的女性则易患乳腺增生。

（6）女性伏案工作或学习时，应注意姿势，不要挤压乳房，干扰乳腺内部的正常代谢，造成不良后果。时间较长时，可活动上肢适当做扩胸、深呼吸和转腕等运动。

三、滴虫阴道炎

滴虫阴道炎是女性常见的阴道炎，由阴道毛滴虫引起，其不仅寄生于阴道，还常侵入尿道或尿道旁腺，甚至膀胱、肾盂。

（一）致病因素

1.经性交直接传播

男性由于感染滴虫后常无症状，因此易成为传染源。

2. 间接传播

经公共浴池、浴盆、浴巾、游泳池、坐式便器、衣物、污染的器械及敷料等传播。

（二）自诊要点

患者一般在感染后经过 4 ～ 28 天的潜伏期才发病。

1. 阴道分泌物增多

分泌物典型特点为稀薄脓性、黄绿色、泡沫状、有臭味。

2. 外阴瘙痒

除外阴瘙痒外，间或有灼热、疼痛、性交痛，瘙痒部位主要为阴道口及外阴。

3. 不孕

阴道毛滴虫能吞噬精子，并能阻碍乳酸生成，影响精子在阴道内存活而导致不孕。

（三）必要检查

最简便的方法是生理盐水悬滴法，此方法可从阴道分泌物中找到滴虫。需要注意的是，患者取分泌物前 24 ～ 48 小时避免性交、阴道灌洗或局部用药，以免影响检查结果。

（四）治疗措施

因滴虫阴道炎可同时有尿道、尿道旁腺、前庭大腺的滴虫感染，治愈此病需全身用药。主要治疗药物为甲硝唑。

1. 全身用药

单次口服甲硝唑 2 g，或甲硝唑 400 mg，每日 2 ～ 3 次，连续服 7 日。甲硝唑能通过乳汁排泄，若在哺乳期用药，用药期及用药后 24 小时内不宜哺乳。

2. 局部用药

甲硝唑阴道泡腾片 200 mg，每晚 1 次，连用 7 日。

3. 性伴侣的治疗

滴虫阴道炎主要由性行为传播，性伴侣应同时进行治疗，治疗期间禁止性交。

（五）特别提醒

（1）滴虫阴道炎可于月经后复发，治疗后需随访至症状消失。

（2）复发的患者多为重复感染，为避免重复感染，内裤及洗涤用的毛巾应煮沸 5 ～ 10 分钟以消灭病原菌，并应对其性伴侣进行治疗。

四、念珠菌阴道炎

念珠菌阴道炎也是一种常见的阴道炎，由念珠菌中的白色念珠菌感染所致。常见发病诱因有妊娠、糖尿病、大量应用免疫抑制药及广谱抗生素。

（一）致病因素

（1）主要为内源性感染，念珠菌作为条件致病菌寄生在阴道外，也可寄生于人的口腔、肠道，一旦条件适宜可引起感染，这 3 个部位的念珠菌可互相传染。

（2）少部分患者可通过性交直接传染。

（3）通过接触感染的衣物间接传染。

（二）自诊要点

1. 外阴瘙痒、灼痛

瘙痒严重时坐卧不宁，异常痛苦，还可伴有尿频、尿痛及性交痛。

2. 分泌物增多

分泌物特点为白色稠厚，呈凝乳或豆腐渣样。

（三）必要检查

可用悬滴法在阴道分泌物中找到白色念珠菌的芽孢和假菌丝。

（四）治疗措施

1. 消除诱因

若患有糖尿病，则给予积极治疗；及时停用广谱抗生素、雌激素；勤换内裤，用过的内裤、盆及毛巾均应用开水烫洗。

2. 局部用药

可选用下列药物放于阴道内：咪康唑，每晚 1 粒（200 mg），连用 7 日；或每晚 1 粒（400 mg），连用 3 日。克霉唑栓，每晚 1 粒（150 mg），连用 7 日；或每日早、晚各 1 粒（150 mg），连用 3 日；或 1 粒（500 mg），单次用药。制霉菌素，每晚 1 粒（10 万单位），连用 10 ～ 14 日。

3. 全身用药

对不能耐受局部用药者、未婚女性及不愿采用局部用药者可选用口服药物。常用药物：氟康唑 150 mg，1 次口服；伊曲康唑每次 200 mg，每日 1 次，连用 3 ～ 5 日，或采用 1 日疗法，每日口服 400 mg，分 2 次服用。

（五）特别提醒

（1）部分念珠菌阴道炎可于月经后复发，治疗后需随访至症状消失。

（2）约 15% 男性与女性患者接触后患有龟头炎，对有症状的男性应进行念珠菌检查及治疗，预防女性重复感染。

五、慢性宫颈炎

慢性宫颈炎是妇科常见疾病之一，宫颈黏膜细胞抗感染能力较差，易发生感染，且难将病原体完全清除，久之导致慢性宫颈炎。因病变情况可以分为宫颈糜烂、宫颈息肉、宫颈黏膜炎、宫颈腺囊肿、宫颈肥大等不同类型。

（一）致病因素

（1）因分娩、流产或手术损伤宫颈后，病原体侵入引起急性感染，未治疗或治疗不彻底转为慢性宫颈炎。

（2）通过性生活感染性传播疾病的病原体，如淋病奈瑟球菌、沙眼衣原体引起宫颈炎。

（3）卫生不良或雌激素缺乏，局部抗感染力差，也易引起慢性宫颈炎。

（二）自诊要点

1.阴道分泌物增多

阴道分泌物增多是慢性宫颈炎的主要表现。分泌物呈乳白色黏液状，有时呈淡黄色脓性，可有血性白带或性交后出血。

2.炎症涉及周围组织

可出现尿频、尿急、腰骶部疼痛、下腹坠痛等。

3.不孕

宫颈黏稠脓性的分泌物不利于精子穿过，可造成不孕。

（三）必要检查

（1）到医院进行妇科检查即可明确宫颈炎的诊断。

（2）对有性传播疾病可能的女性，应做淋病奈瑟球菌及衣原体的相关检查。

（3）由于宫颈糜烂与早期宫颈癌从外观上难以鉴别，需常规做宫颈刮片、宫颈管吸片，必要时做阴道镜检查及活体组织检查以明确诊断。

（四）治疗措施

慢性宫颈炎以局部治疗为主，可采用物理治疗、药物治疗及手术治疗，而以物理治疗是最常用的有效治疗方法。

1.物理治疗

物理治疗的原理是以各种物理方法将宫颈糜烂面上皮破坏，使其坏死脱落后愈合。创面愈合需 3～4 周，病变较深者需 6～8 周。常用的方法有激光、冷冻、红外线凝结、微波及射频等，各种方法大同小异。治疗时间选在月经干净后 3～7 日内进行。各种物理疗法术后均有阴道分泌物增多，甚至有大量水样排液，在术后 1 ～ 2 周脱痂时可有少许出血。在创面未完全愈合期间（4 ～ 8 周）禁止盆浴、性交和阴道冲洗。治疗后需定期复查，观察创面愈合情况直到痊愈。

2. 药物治疗

局部药物治疗适用于糜烂面积较小和炎症浸润较浅的患者。临床一些中医治疗有一定疗效，但并不能彻底治愈。全身用药适用于宫颈管炎，可根据宫颈管分泌物培养及药物敏感试验，采用相应抗炎药物。

3. 宫颈息肉的治疗

治疗宫颈息肉应行息肉摘除术。

4. 宫颈腺囊肿的治疗

小囊肿可不予治疗；若囊肿大或合并感染，可采用微波或激光等物理疗法。

（五）特别提醒

（1）急性宫颈炎一经发现应及时治疗，以防转成慢性。

（2）定期做妇科检查，发现宫颈炎予以积极治疗。

六、盆腔炎

盆腔炎是指女性生殖道及其周围组织的炎症，主要包括子宫内膜炎、输卵管炎、输卵管卵巢脓肿等，分为急性盆腔炎和慢性盆腔炎 2 类。急性盆腔炎发展可引起弥漫性腹膜炎、败血症、感染性休克，严重者可危及生命。若急性期未能得到彻底治愈，则转为慢性盆腔炎，往往久治不愈，并可反复发作，导致不孕、输卵管妊娠、慢性盆腔痛，严重影响女性健康，且增加家庭与社会的经济负担。

（一）急性盆腔炎

1. 致病因素

（1）宫腔内手术操作后感染：如刮宫术、输卵管通液术、子宫输卵管造影术、人工流产术、放置或取出宫内节育器等，由于手术消毒不严格或术前生殖器原有慢性炎症经手术干扰也可引起急性发作并扩散。

（2）下生殖道感染：主要是下生殖道性传播疾病，如衣原体性宫颈炎、细菌性阴道炎向盆腔扩散造成。

（3）性活动：盆腔炎多发生在性活跃期女性，尤其是早年性交、有多个性伴侣、性交过频、性伴侣有性传播疾病者。

（4）性卫生不良：使用不洁的卫生垫、经期性交等，均可使病原菌侵入而引起炎症。

（5）邻近器官炎症直接蔓延：如阑尾炎、腹膜炎等蔓延至盆腔。

（6）慢性盆腔炎急性发作。

2. 自诊要点

轻者无症状或症状轻微，常见的症状为下腹痛、发热、阴道分泌物增多，腹痛为持续性，活动或性交后加重。若病情严重可有寒战、高热、头痛、食欲缺乏等。

3. 必要检查

进行常规的妇科检查可做出初步诊断，尚需做必要的辅助检查，如血常规、尿常规、宫颈管分泌物，以及后穹隆穿刺物检查可帮助确诊。

4. 治疗措施

（1）抗生素治疗：氧氟沙星 400 mg，口服，每日 2 次；或左氧氟沙星 500 mg，口服，每日 1 次，同时加服甲硝唑 400 mg，每日 2～3 次，连用 14 日。头孢西丁钠 2 g，单次肌内注射，同时口服丙磺舒 1 g，然后改为多西环素 100 mg，每日 2 次，连用 14 日。若病情严重，采用静脉滴注抗生素治疗。

（2）手术治疗：主要用于抗生素治疗不满意的输卵管卵巢脓肿或盆腔脓肿。

（3）中药治疗：主要为活血化瘀、清热解毒药物，如银翘解毒汤、安宫牛黄丸或紫血丹等。

5. 特别提醒

（1）注意经期、孕期及产褥期的卫生。

（2）宫腔手术操作后要服用抗生素预防感染。

（3）治疗急性盆腔炎要及时治疗，彻底治愈，防止转为慢性盆腔炎。

（4）注意性生活卫生，减少性传播疾病，经期禁止性交。

（二）慢性盆腔炎

1. 致病因素

（1）急性盆腔炎未能彻底治疗，或患者体质较差病程迁延所致。

（2）无急性盆腔炎病史，如沙眼衣原体感染所致输卵管炎。

（3）慢性盆腔炎病情较顽固，当机体抵抗力较差时，可有急性发作。

2. 自诊要点

（1）慢性盆腔痛：下腹部坠胀、疼痛及腰骶部酸痛，常在劳累、性交后及月经前后加剧。

（2）不孕及异位妊娠：输卵管粘连阻塞可致不孕或异位妊娠。

（3）月经异常：可表现为月经过多、月经失调、月经不规则等。

（4）全身不适：多不明显，有时仅有低热、易感疲倦。部分患者可出现神经衰弱症状，如精神不振、失眠、周身不适等。

3. 必要检查

有急性盆腔炎史及症状明显者，经到医院行妇科检查后，诊断多无困难。若附件炎形成包块并与周围粘连，需做 B 型超声检查帮助诊断。若诊断仍有困难，可做腹腔镜检查帮助确诊。

4. 治疗措施

慢性盆腔炎由于病程较长，患者思想压力大，治疗时需解除思想顾虑，增强治疗信心，增加营养，锻炼身体，劳逸结合，提高机体抵抗力。

(1) 中药治疗：慢性盆腔炎以湿热型居多，治疗以清热利湿、活血化瘀为主。有些患者为寒凝气滞型，治则为温经散寒、行气活血，常用桂枝茯苓汤加减治疗。

(2) 物理疗法：物理疗法能促进盆腔局部血液循环、改善组织营养状态、提高新陈代谢，以利炎症吸收和消退。常用的有激光、短波、超短波、微波、离子透入等。

(3) 抗生素治疗：长期或反复多种抗生素的联合治疗有时并无明显疗效，但对于年轻需保留生育功能者，或急性发作时可以应用，最好同时采用抗衣原体的药物。

(4) 其他药物治疗：采用 α - 糜蛋白酶 5 mg 或透明质酸酶 1 500 单位，肌内注射，隔日 1 次，7 ～ 10 次为 1 个疗程，以利粘连和炎症吸收。

(5) 手术治疗：存在感染灶，反复引起炎症急性发作或伴有严重盆腔疼痛，经综合治疗无效者应行手术治疗。

5. 特别提醒

平时注意个人卫生，锻炼身体，增强体质，及时彻底治疗急性盆腔炎，可防止迁延不愈的慢性盆腔炎的发生。

七、附件炎

女性内生殖器官中，输卵管、卵巢被统称为子宫附件，所以附件炎就是输卵管和卵巢的炎症，其中以输卵管炎最为常见。

（一）致病因素

发生附件炎的原因有很多，最主要的有以下几点。

(1) 长期坐姿，下肢血液循环不畅，影响卵巢及附件的正常排毒功能，引发炎症。

(2) 经常穿着紧身裤或类似紧身服，使阴道排泄物积聚，由阴道炎症上行引发附件炎。

（3）分娩或流产后由于抵抗力下降，病原体经生殖道上行感染并扩散到输卵管、卵巢，继而整个盆腔，引起炎症。

（4）不注意经期卫生，月经期性交或不洁性交等。

（5）身体其他部位有感染未经及时治疗时，病原菌可经血液传播而引起输卵管卵巢炎，多见于结核性疾病。

（6）盆腔或输卵管邻近器官发生炎症，如阑尾炎时，可通过直接蔓延引起输卵管卵巢炎、盆腔腹膜炎。炎症一般发生在邻近的一侧输卵管及卵巢。

（7）性传播疾病如淋病，感染后淋病双球菌可以沿黏膜向上蔓延，引起输卵管、卵巢炎症。

（二）自诊要点

1. 急性附件炎症自我诊断

（1）发热：一般会出现 39 ～ 40 ℃的高热，并伴有寒战，体温随之呈不规则的弛张热。发热度数越高，脉搏越快。

（2）腹痛：附件炎一开始即可出现局限于下腹部的疼痛，多为双侧性，少数人可伴有呕吐。下腹部按压疼痛显著，以腹股沟韧带中点上方1.5 ～ 2.0 cm 处最为明显。严重者拒按，腹肌强直，反跳痛明显。用力大便可使腹痛加重，有时伴有尿痛，常有便秘、腹胀。

（3）妇科检查：阴道有脓性分泌物，宫颈有不同程度红肿。

2. 慢性附件炎症自我诊断

慢性附件炎多数没有发热的症状，腹痛以小腹坠胀和牵扯感为主，时轻时重，并且伴有腰痛、月经失调和白带增多等症状。

（三）必要检查

血常规、红细胞沉降率、B 超等检查，必要时做宫腔分泌物培养。

（四）治疗措施

1. 抗生素治疗

对于症状明显的患者首先应选用抗生素来治疗，抗生素可将残留的致病菌杀死，并可预防其急性发作。常用的药物为青霉素、庆大霉素，甲硝唑等。

2. 组织疗法

组织疗法如胎盘组织液、胎盘球蛋白，肌内注射，每日或隔日 1 次，15 次为 1 个疗程。

3. 物理疗法

常用的物理治疗有短波、超短波、红外线、音频、离子透入等。温热的良性刺激可以促进盆腔的血液循环，改善局部组织的营养状态，以利于炎症的吸收和消退。

4. 手术治疗

当炎症引起较大的输卵管积水或输卵管卵巢囊肿时，可考虑行手术治疗。对于输卵管阻塞造成不孕者，可行输卵管整复手术。对反复急性发作的慢性输卵管卵巢炎、盆腔腹膜炎，经药物治疗效果不理想，患者深感痛苦且年龄较大时，也可以考虑手术治疗。

（五）特别提醒

输卵管、卵巢被称为子宫附件，虽然名字叫"附件"，但它们却是女人最关键的部位。输卵管是精子和卵子结合的唯一场所，是生命最初的通道，而卵巢更是掌管着女性美丽和性感来源的雌激素、孕激素等多种激素的分泌。所以，一旦附件发生炎症或是囊肿等异常情况，极有可能造成不孕等不良后果。因此，作为女性应该悉心呵护好你的"附件"。

八、子宫肌瘤

子宫肌瘤是女性生殖器官中最常见的一种良性肿瘤，也是人体最常见的肿瘤之一，主要是由于子宫上的平滑肌细胞增生而成。多见于 30 ～ 40 岁女性，20 岁以下少见，子宫肌瘤根据子宫肌瘤发展过程中与子宫肌壁的关系而分为 3 类。①肌壁间肌瘤，肌瘤位于子宫肌层内，周围均被肌层包围，占总数的 60% ～ 70%；②浆膜下肌瘤，肌瘤突起在子宫表面，约占总数的 20%；③黏膜下肌瘤，肌瘤突向子宫腔，占总数的 10% ～ 15%。

（一）致病因素

子宫肌瘤确切的发病因素尚不明了，但根据好发于生育年龄女性，患病后肌瘤继续生长和发展，绝经后肌瘤停止生长，甚至萎缩、消失等，均提示子宫肌瘤的发生可能与女性雌激素有关。

（二）自诊要点

1. 月经改变

月经改变为最常见的症状，表现为月经周期缩短、经量增多、经期延长、不规则阴道流血等。浆膜下肌瘤及肌壁间小肌瘤常无明显月经改变。

2. 腹部包块

浆膜下肌瘤患者，有时可感觉腹部胀大，下腹摸到包块，多位于正中，质地坚硬，形态不规则，当清晨膀胱充盈将子宫推向上方时更容易摸到。

3. 白带增多

悬吊于阴道内的黏膜下肌瘤，其表面若感染、坏死常产生大量脓血性液体及腐肉样组织排出，伴臭味。

4. 腰酸、下腹坠胀、腹痛

一般患者无腹痛，常见的症状为下腹坠胀、腰背酸痛等。

5. 压迫症状

肌瘤压迫膀胱出现尿频、排尿障碍、尿潴留等，压迫直肠可致便秘、里急后重、大便不畅等。

6. 不孕

肌瘤压迫输卵管使之扭曲，或使宫腔变形以致妨碍受精卵着床。

7. 继发贫血

若患者长期月经过多可导致继发性贫血。严重时全身乏力、面色苍白、气短心慌等。

（三）必要检查

可借助 B 超、探针探测宫腔深度及方向、宫腔镜、腹腔镜等辅助检查协助诊断子宫肌瘤。其中 B 超检查可了解肌瘤的位置、大小、个数，是诊断子宫肌瘤重要的辅助检查。

（四）治疗措施

必须根据患者年龄、有无生育要求、肌瘤大小及部位、有无合并症及子宫出血严重程度而综合判断，确定治疗方案。治疗方案可归纳为以下 3 个方面。

1. 随访观察

若肌瘤小且无症状，一般不需治疗，尤其是近绝经年龄患者，因绝经后雌激素水平低落，肌瘤可自然萎缩或消失，可 3 ～ 6 个月复查 1 次。随访期间发现肌瘤增大或症状明显时，再进一步治疗。

2. 药物治疗

子宫 < 2 个月妊娠大小，症状不明显或较轻，近绝经期年龄及全身情况较差不能手术者，可用药物治疗，以缓解症状，减慢肌瘤生长速度。

（1）雄激素：可对抗雌激素，并使近绝经期患者提早绝经。常用丙酸睾酮 25 mg 肌内注射，每 5 日 1 次，月经来潮时 25 mg 肌内注射，每日 1 次，共 3 次，每月总量不超过 300 mg，以免引起男性化。

（2）促性腺激素释放激素类似物：亮丙瑞林 3.75 毫克 / 支，每 4 周皮下注射 1 次，连续使用 3 ～ 6 个月。使用后患者经量减少或闭经，贫血逐渐纠正，肌瘤也能缩小，但停药后又逐渐增大至原来大小。不良反应为更年期综合征症状，如潮热、出汗、阴道干燥等。

（3）拮抗孕激素药物：口服米非司酮 12.5 ～ 25.0 mg，每日 1 次，连续服 3 个月。

3. 手术治疗

若肌瘤 > 2.5 个月妊娠子宫大小或症状明显引起继发贫血者，常需手术治疗。

（1）肌瘤挖除术：适用于年龄 40 岁以下、未婚或已婚未生育、希望保留生育功能的患者。子宫浆膜下、肌壁间肌瘤可经腹、经阴道或在腹腔镜下挖除，子宫黏膜下肌瘤经阴道宫腔镜下肌瘤切除术，均可保留子宫的完整性。

（2）子宫切除术：用于多发性子宫肌瘤， > 2.5 个月妊娠子宫大小、症状明显、不需保留生育功能、周围无粘连者可行经阴道子宫切除术；子宫肌瘤增大超过 3 个月妊娠大小，或虽无症状，但肿瘤增大迅速，疑有恶变，应行经腹子宫次全或子宫全切除术。视患者年龄决定是否保留卵巢。

（五）特别提醒

患有子宫肌瘤的女性出现急性腹痛时，可能是浆膜下肌瘤发生蒂扭转，应立即到医院就诊。

九、卵巢肿瘤

卵巢肿瘤是女性生殖器常见肿瘤。卵巢恶性肿瘤是女性生殖器三大恶性肿瘤之一，由于位置位于盆腔的深处，不易摸到或查出，所以至今缺乏有效的早期诊断方法。卵巢肿瘤有上皮性肿瘤、性索间质肿瘤、生殖细胞肿瘤、转移性肿瘤等几种类型，且每种类型有良性、交界性及恶性之分。

（一）致病因素

确切病因尚不清楚，可能与下列因素有关。

1. 遗传和家族因素

20% ～ 25% 卵巢恶性肿瘤患者有家族史。

2. 环境因素

工业发达的国家卵巢癌发病率高，可能与饮食中胆固醇含量高有关。

3. 内分泌因素

卵巢癌患者平均妊娠率低，未孕女性发病多，说明妊娠可能保护女性不患或少患卵巢癌。

（二）自诊要点

1. 卵巢良性肿瘤

卵巢良性肿瘤发展缓慢。早期肿瘤较小，多无症状，腹部触不到，往往在妇科查体时偶然发现。肿瘤增至中等大时，常感腹胀或触及腹部包块，逐渐增大，包块边界清楚。

2. 卵巢恶性肿瘤

卵巢恶性肿瘤早期常无症状，仅因其他原因做妇科检查时偶然发现。一旦出现症状常表现为腹胀、腹部肿块及腹水等。肿瘤若向周围组织浸润或压迫神经，可引起腹痛、腰痛或下肢疼痛；若压迫盆腔静脉，出现下肢水肿。晚期时出现消瘦、严重贫血等征象。

（三）必要检查

1. B 型超声检查

B 型超声检查能测出盆腔肿块部位、大小及形态，又可提示肿瘤性质，囊性或实性，良性或恶性，但肿瘤直径＜ 2 cm 的实性肿瘤不易测出。

2. 肿瘤标志物

肿瘤标志物如糖类抗原 125（carbohydrate antigen 125，CA125）、甲胎蛋白（alpha fetoprotein，AFP）、人绒毛膜促性腺激素（human chorionic gonadotropin，HCG）、性激素等物质的水平会随卵巢肿瘤类型的不同而升高，

可检测卵巢肿瘤的消长。

3. 腹腔镜检查

腹腔镜检查可直接看到肿块大体情况并对整个盆腔、腹腔进行观察。对可疑部位进行活检，抽吸腹腔液行细胞学检查，用以确诊。

（四）治疗措施

1. 首选手术治疗

良性肿瘤可行一侧卵巢切除术或卵巢肿瘤剥出术。恶性肿瘤原则上应做全子宫及双侧输卵管、卵巢切除术，尽量切除原发病灶及转移病灶。

2. 化学药物治疗

化学药物治疗为恶性肿瘤主要的辅助治疗。因卵巢恶性肿瘤对化疗较敏感，即使已广泛转移也能取得一定的疗效。既可用于预防复发，也可用于手术未能全部切除者，患者可获暂时缓解，甚至长期存活。

（五）特别提醒

卵巢恶性肿瘤的病因尚不十分清楚，难以预防。积极采取下述措施，会有所裨益。

1. 高危因素的预防

大力开展宣教，加强高蛋白、富含维生素 A 的饮食，避免高胆固醇食物。

2. 开展普查普治

30 岁以上的女性每年应行妇科检查，若配合 B 型超声检查，CA125、AFP 检测等则更好。

3. 早期发现及处理

卵巢实性肿瘤或囊肿直径＜ 5 cm 者，应及时手术切除。青春期前、绝经后期或生育年龄口服避孕药的女性，发现卵巢肿大应考虑为卵巢肿瘤。

十、子宫内膜癌

子宫内膜癌又称子宫体癌，是指子宫内膜发生的癌。女性常见恶性肿瘤之一，高发年龄为 58 ～ 61 岁。

（一）致病因素

确切病因尚不清楚，可能与下列因素有关。

1. 长期持续的雌激素刺激

子宫内膜在雌激素长期的持续刺激下，可发生子宫内膜增生症，也可癌变。临床上高雌激素患者多见于无排卵性功能性子宫出血症、多囊卵巢综合征、长期服用雌激素的绝经后女性等。

2. 体质因素

子宫内膜癌易发生在肥胖、高血压、糖尿病、不孕或不育及绝经延迟的女性。

3. 遗传因素

约 20% 的子宫内膜癌患者有家族史。

（二）自诊要点

早期多无明显症状，仅在普查或因其他原因检查时偶然发现，一旦出现症状则多有以下表现。

1. 阴道流血

阴道流血主要表现为绝经后阴道出血，量一般不多，大量出血者少见，或为持续性流血或为间歇性流血；尚未绝经者则出现经量增多、经期延长或经间期出血等。

2. 阴道排液

少数患者自觉阴道排液增多，早期多为浆液性或浆液血性，晚期合并感染则有脓血性排液，并伴有恶臭。

3. 疼痛

晚期癌浸润周围组织或压迫神经引起下腹及腰骶部疼痛，并向下肢及足部放射。

4. 全身症状

晚期患者常伴全身症状，如贫血、消瘦、发热及全身器官衰竭等。

（三）必要检查

1.B 型超声检查

B 超检查可见子宫增大，宫腔内回声不均匀、形态不规则，有时可看到子宫肌层浸润。

2. 分段诊刮

分段诊刮是确诊内膜癌最可靠的方法，将刮出的宫颈内膜及宫腔内膜送病理检查以确诊。

3. 宫腔镜检查

宫腔镜检查可直视宫腔，若有癌灶生长，能直接观察病灶大小、生长部位、形态，并可取内膜组织送病理检查以确诊。

（四）治疗措施

主要的治疗措施为手术、放疗及药物治疗，可单用一种方法或联合应用多种方法。

1. 手术治疗

手术治疗为首选的治疗方法，尤其对早期子宫内膜癌患者，可行全子宫切除及双附件切除术，严重者加盆腔及腹主动脉旁淋巴清扫术。

2. 放射治疗

对于老年、已有转移或有严重合并症不能耐受手术，以及晚期不宜手术的患者可考虑放射治疗。

3. 孕激素治疗

对晚期或复发癌患者、不能手术切除或年轻、早期、要求保留生育功能者，可考虑孕激素治疗。用药剂量要大，甲羟孕酮每日服 400 ～ 600 mg；己酸羟孕酮 500 mg，每周 2 次，至少使用 10 周才能评价有无效果。

4. 抗雌激素药物治疗

他莫昔芬 10 ～ 20 mg，每日口服 2 次，长期或分疗程使用。

5. 化学治疗

晚期不能手术或治疗后复发者可考虑化学治疗。

（五）特别提醒

本病关键在于预防及早期发现子宫内膜癌，应注意以下几点。

（1）多了解防癌知识，定期行防癌检查。

（2）正确掌握使用雌激素的适应证。

（3）绝经过渡期女性月经紊乱或不规则阴道流血者应先排除子宫内膜癌。

（4）绝经后女性出现阴道流血应警惕子宫内膜癌的可能。

（5）具有可能致子宫内膜癌高危因素的女性尤其要注意。

妇科疾病早预防

一、如何预防阴道炎

正常的健康女性，由于解剖组织的特点，阴道对病原体的侵入有天然的防御功能。当阴道的自然防御功能受到破坏时，病原体易于侵入，发生阴道炎症。寄生于健康女性阴道的正常菌群中，乳酸杆菌占优势，阴道乳酸杆菌使阴道局部呈弱酸环境，对维持阴道正常菌群起着关键作用。而性激素、某些避孕药和许多广谱抗生素及某些感染性疾病的治疗药可能影响阴道内原有的菌群而导致阴道正常菌群失调。这样阴道对病原体的天然防御功能降低，就易发生阴道炎性疾病。

阴道炎主要有滴虫阴道炎、外阴阴道假丝酵母菌病、细菌性阴道病、萎缩性阴道炎等。对这些疾病的预防措施具体如下。

（一）增强全身及局部抵抗力

这是预防阴道炎性疾病发生的基本保证，合理规范的治疗是预防疾病复发的有效方法，因为这样才能防止疾病迁延或治疗不彻底。

（二）隔断引起阴道炎的病原体

病原体引起的阴道炎多见于育龄期女性，尤其是性生活频繁者。部分病原体可通过性交传播，因此滴虫性阴道炎患者，其丈夫或性伴侣应同时治疗。女性应注意个人卫生，尤其是性生活卫生，以及经期卫生和产后卫生。基本要求：性生活前后清洗外生殖器，避免不洁性生活；勤洗内裤，保持外阴清洁和干燥；避免长期使用卫生护垫；注意公共设施的卫生消毒等。

常出差或户外活动的女性要注意，不使用公共场所的衣盆、浴池、浴巾等卫生洁具；上厕所前应该洗手；不滥用不洁卫生纸；排便后擦拭外阴时宜从前向后擦；换洗内裤并放于通风处晾干；自己的盆具、毛巾自己专用；内裤与袜子不同盆清洗；洗澡宜用淋浴。

（三）不滥用药物

长期应用广谱抗生素、妊娠、糖尿病、大量应用免疫抑制药等，多可诱发外阴阴道假丝酵母菌病。积极治疗原发疾病，改善阴道局部抵抗力或菌群分布就显得尤为重要，如控制血糖，及时停用广谱抗生素、雌激素及类固醇皮质激素等。

（四）不要过度清洁阴道

过度的阴道清洁也可能引起阴道炎症，因过度清洁会破坏生殖系统的正常菌群的生态平衡，降低其自然防御机制，导致感染甚至加重疾病。

（五）抑制有害菌生长、补充雌激素、增强抵抗力

萎缩性阴道炎常见于自然绝经及卵巢功能衰退的女性，也可见于产后闭经或药物假绝经治疗的女性。多数是因为卵巢功能衰退，雌激素水平降低，局部抵抗力降低，其他致病菌过度繁殖或容易入侵引起炎症。因此，预防的重点是要抑制细菌生长，补充雌激素，增强阴道抵抗力。

二、如何预防宫颈炎

预防宫颈炎的方法与预防阴道炎的方法是一致的。另外，虽然目前认为宫颈糜烂并非病理改变，而是柱状上皮外移，不需要特殊治疗。但柱状上皮抵抗力较鳞状上皮差，如果患者合并患有阴道炎症，则二者可能互相促进，造成恶性循环，引起阴道炎反复发作。因此，女性朋友要尽量避免宫颈糜烂的发生，主要的预防方法是避免使用刺激性的避孕套，避免服用避孕药等。宫颈炎性赘生物往往易引起接触性出血，少数患者可能恶变，注意局部卫生及避免局部物理或化学性刺激，可以明显减少其发生率。

三、如何预防盆腔炎

盆腔炎性疾病是女性上生殖道的一组感染性疾病，主要包括子宫内膜炎、输卵管炎、输卵管卵巢脓肿、盆腔腹膜炎，其中输卵管炎、输卵管卵巢炎最常见。预防盆腔炎主要应做到以下几点。

（一）重视对性传播疾病的预防

防止不洁性生活及无保护的性生活，减少性传播疾病发生。对沙眼衣原体及淋球菌感染高危女性进行筛查和治疗，可减少盆腔炎性疾病的发生

率。注意月经期卫生，防止下生殖道病原体上行感染。

（二）提高自我保健意识

防止生殖道自然防御机制的破坏，要认识到预防感染的重要性。

（三）及时治疗下生殖道感染

如患阴道炎症及宫颈炎等，要尽快及时治疗并防止疾病发展。

（四）及时治疗导致月经期延长及月经量过多的疾病

因长时间阴道出血更易导致生殖道病原体繁殖及感染，从而导致盆腔炎症，所以对出现的月经病须积极治疗。

（五）尽量避免不必要的宫腔操作

避免不必要的宫腔操作尤其是人工流产术等，尽量减少发生次数，最好是不发生。

（六）及时治疗盆腔炎性疾病

及时治疗盆腔炎性疾病，预防后遗症发生。

四、如何预防月经失调

月经失调多是生殖内分泌疾病的表现，也可因生殖道感染而致，出现月经周期或出血量、出血时间的异常，或是月经前、经期时的腹痛及全身症状，其病因可能是器质性病变或是功能失常。预防月经失调，首先需预防妇科内分泌系统的紊乱，妇科内分泌系统由下丘脑、垂体、卵巢、子宫等器官组成，其中子宫为效应器官，同时也应防止感染导致的月经量增多，其预防要点如下。

（一）情绪稳定，饮食正常，规律作息

1. 保持良好心理状态

月经是卵巢分泌的激素刺激子宫内膜后形成的，卵巢分泌激素又受垂体和下丘脑释放激素的控制。心理因素可能引起下丘脑的功能异常而引起月经

失调，情绪异常如长期的精神压抑、愤怒、悲伤等情绪，或遭受重大精神刺激或心理创伤，都可导致月经失调甚至闭经。因此，保持良好的心理状态对预防月经失调非常重要。

2. 不要在经期进食冰冷、刺激性食物

冷食、刺激性食物会使盆腔内的血管过分收缩或扩张，可引起痛经及月经量异常。

3. 不要过度节食

过度节食会使机体能量摄入不足，造成体内大量脂肪和蛋白质被耗用，致使雌激素合成障碍而使雌激素明显缺乏，会影响月经来潮，甚至经量稀少或闭经。因此，追求身材苗条的女性切不可盲目节食。

4. 忌酒戒烟

嗜好烟酒，烟雾中的某些成分和乙醇可以干扰与月经有关的生理过程，引起月经不调。

5. 生活规律，避免劳累

女性日常生活应有规律，避免劳累过度，防止月经失调的出现。

（二）避免服用可能引起月经失调的药物及毒物

长期服用精神类药物、毒品或兴奋剂等均可能引起下丘脑功能异常。

（三）积极治疗可能引起月经失调的其他内分泌疾病

甲状腺功能异常、肾上腺疾病等，因其可能引起垂体激素分泌异常而引起月经失调，所以应积极治疗原发病，防止月经失调。

（四）避免反复人工流产术所导致的子宫内膜损伤或感染

反复人工流产术所导致的子宫内膜损伤或感染可能出现子宫内膜完全或部分粘连，而导致月经量减少或闭经。人工流产术及节育环放置术后，应防止子宫内膜炎的发生进而导致月经期延长、月经量增多等。

（五）治疗引起月经量增多或月经期延长的器质性病变

子宫肌瘤、子宫腺肌症、子宫内膜异位症等病变，均与月经量增多或月经期延长密切相关。这些疾病不治愈，月经病仍会延续。

五、如何预防子宫内膜异位症

具有活性的子宫内膜组织出现在子宫内膜以外部位时称为子宫内膜异位症。异位内膜可侵及全身任何部位，其中以卵巢及宫骶韧带最常见。预防子宫内膜异位症，需要做到以下几点。

（一）防止经血逆流

经血逆流是子宫内膜异位症的重要病因之一，及时发现病因，治疗引起经血潴留的病变，如先天性生殖道畸形、闭锁、狭窄，继发性宫颈粘连，阴道狭窄等。

（二）药物避孕

短效口服避孕药可以减少子宫内膜异位症的发病风险，这与避孕药抑制排卵、促使子宫内膜萎缩有关，有高发家族史、容易带环妊娠者可选择此方式避孕。

（三）预防医源性子宫内膜异位种植

容易引起内膜异位种植的操作，包括人工流产术、剖宫产术等，而月经前应禁止行阴道或宫颈手术，月经期禁止行宫腔镜手术等。

六、如何预防不孕症

不孕症是指有正常性生活、未经避孕且 1 年未妊娠。不孕症是多因素的结果，预防不孕症应从不孕的原因着手，主要包括预防盆腔炎性疾病及性传播疾病，积极治疗排卵障碍性疾病，避免接触可能引起卵巢功能异常的毒物及射线，防止不恰当的宫腔操作及避免人工流产术等。而男性同样也应避免泌尿生殖道炎症，同时应积极预防可能引起性功能障碍的疾病。

七、如何预防性传播疾病

性传播疾病预防包含 2 个层次的内容。一是保护健康人免受传染；二是对性传播疾病患者及可疑患者进行追访，力争早发现、早诊断和正确治疗，以免疾病发展到晚期出现并发症和后遗症，以及防止进一步传染给周围健康人形成二代传染。预防性传播疾病需要注意以下几点。

（一）提高保护意识，严禁不洁性行为

初步认识性传播疾病的危害，提高自我保护意识。

（二）正确使用避孕套

对拒绝改变高危性行为的人，应提倡每次性交都要正确使用避孕套。

（三）治愈前避免妊娠

患有性传播疾病的女性，在彻底治愈之前应避免妊娠，已经妊娠的要及时进行彻底治疗和向医师咨询。

（四）严格控制血液传播

输血和使用血液制品是传播艾滋病、乙型肝炎、丙型肝炎、梅毒、巨细胞病毒感染的重要途径。依据有关规定，供血者在供血之前要经过人类免疫缺陷病毒特异性抗体、乙型肝炎表面抗原、丙型肝炎病毒抗体、梅毒血清试验等项目的检查，检测项目全部阴性者才可以供血。

（五）应用抗生素和局部消毒剂

虽然在性行为前或性行为后服用抗生素对预防某些性传播疾病有一定作用，但采用事后服用或注射治疗性传播疾病的抗生素来保护自己免受感染是不可靠的，因为没有任何一种抗生素能预防所有的性传播疾病。尤其是艾滋病、生殖器疱疹、尖锐湿疣等病毒性性传播疾病，目前还没有特效治疗药物。如反复使用抗生素，还会形成耐药性和二重感染，带来不良影响。

局部消毒剂，即使其所含消毒药可靠地保证了使用浓度和作用时间，但充其量只可能杀灭已存在于皮肤、黏膜表面的病原体，而难以保证杀灭由病损深部、组织或器官随时排出的病原体。使用者也往往过于相信或依赖其消毒作用，而忽略其他预防方法。

（六）对性传播疾病进行有效治疗

如果不幸感染性传播疾病，患者需注意以下几点。

1. 自觉配合临床诊断治疗

性传播疾病种类多，引起患者感染这类疾病的病原体种类也多，特别是病毒引起的性传播疾病，目前仍无特效治疗药物。一些不同种类的性传播疾病，其临床特征有许多相似之处，临床患者常出现混合感染和不典型症状，须采用多种检测手段才能明确诊断。

然而，多数患者症状一旦缓解或消失就停止治疗，不完成全疗程治疗，或者盲目用药，使治疗不彻底而转为慢性，给进一步治疗带来困难。因此，患者要理解医师，自觉配合，保证能做到及时诊断和有效、彻底的正规治疗。几乎所有性传播疾病均不会因一次感染而产生较长时间的保护性免疫，故治疗后可以再受传染和发病。对密切接触者应进行预防性治疗，及早切断传染链。

2. 追踪性伙伴和夫妻同治

患者的性伙伴或其配偶均应接受性传播疾病的检查和必要的治疗；强调夫妻同查同治，以便消除传染源和防止循环传染。

3. 治愈前禁止性生活

性传播疾病患者在治疗期间，如果仍然进行与以往同样的性生活，治疗就无效。因此，须禁止性生活，至少采用避孕套安全性交，以防止疾病进一步传染扩散。

4.治疗后进行规范的随访

例如梅毒完成正规治疗后的第 1 年内每间隔 3 个月、第 2 年每间隔 6 个月做非梅毒螺旋体抗原血清试验，淋病正规治疗后第 7 ～ 10 天及第 14 天前后做淋球菌培养等，用以科学评价治疗效果，以防复发。

八、如何预防卵巢囊肿

卵巢囊肿是女性尤其是育龄女性的常见病与多发病，很多女性受其困扰。引起卵巢囊肿的原因是多方面因素共同作用的结果，其主要因素包括以下方面。①饮食结构及食品污染：卵巢囊肿与女性长期的饮食结构密切相关，如带有激素成分的家禽、蔬菜，以及部分女性滥用诸如丰乳或减肥产品。②生活和心理因素：生活习惯不好、心理压力过大等因素也可导致卵巢囊肿。③内分泌因素：卵巢虽小，却是产生内分泌激素、卵细胞，以及平衡内分泌的重要器官，卵巢肿瘤多发生于内分泌旺盛的生育年龄。④遗传和家族因素：遗传和家族因素是导致卵巢囊肿的原因之一，20% ～ 25% 卵巢囊肿患者的直系亲属中有肿瘤史。

以上这些因素造成卵巢疾病和内分泌失调，免疫功能下降，从而发展为卵巢组织异常增生，进而终致卵巢囊肿，甚至有的发生恶变，因此，要注意从以下几个方面预防卵巢囊肿。

（一）注意生活与饮食调养

注意生活与饮食调养是预防卵巢囊肿的重要途径。患有卵巢囊肿的患者应当了解，卵巢内的酸化环境有利于卵巢囊肿疾病的发展，没有了酸化环境，就不会有滋生这些肿瘤的土壤。这种酸化环境与日常的饮食有密切关系。如果平常少吃一些酸性食品，多吃一些碱性食物，达到体内的酸碱平衡，保持弱碱性体质，有利于卵巢囊肿远离我们。

人们日常摄取的食物大致分为酸性食物和碱性食物，营养学认为酸性食物和碱性食物的合理搭配是身体健康的保障。营养学意义上的食物酸碱性标准，不是指食物的口味，而是根据食物在人体内分解的最终代谢产物的酸碱性来划分的，凡在体内分解的最终代谢产物是酸性的，就称为酸性食物，反之就是碱性食物。如鱼、肉、蛋、大米、面粉、油脂、糖类等都是酸性食物；而蔬菜、水果、豆制品、牛奶等都是碱性食物。食醋虽是酸的，但在人体代谢过程中不会产生酸性物质，而是产生二氧化碳和水分子，所以醋也是一种碱性食物。碱性食物主要有蔬菜类、水果类、海藻类、坚果类、发芽的谷类及豆类等。养成良好生活习惯，戒烟限酒，烟和酒是酸性物质，长期吸烟喝酒的人，极易导致酸性体质。不要多吃咸而辣的食物，不吃过期及变质的食物，不要饮用被污染的食物，如被污染的水、农作物、家禽鱼蛋、发霉的食品等，选食一些绿色有机食品。通过饮食调养，消除酸性废物在体内的累积，是预防卵巢囊肿最简单、方便、经济、实惠的有效办法。

（二）坚持作息规律，劳逸结合，保持良好的心态

1. 用良好的心态应对各种压力

中医认为压力导致过劳体虚，从而引起免疫功能下降、内分泌失调，体内代谢紊乱，导致体内酸性物质的沉积；压力也可导致精神紧张，引起气滞血瘀，毒火内陷。如果平日拥有一个良好的心态，就能从容而平静地应对工作、生活及来自各方面的压力，化解负面影响和不良因素的存在。

2. 加强运动锻炼

增加户外运动锻炼，可通过汗液排出体内酸性物质，保持弱碱性体质。同时运动能激发人体活力，全面增强体质，提高抵抗疾病的能力。

3. 生活规律，劳逸结合

有规律的生活、注意劳逸结合是预防疾病、保持健康的基本要求。众多研究结果表明一个人若生活很随意，经常吸烟酗酒，不规律饮食或平时不注意科学安排作息时间，整天忙碌，劳累过度，都会加重体质酸化，降低免疫功能。

九、如何预防绝经综合征

绝经综合征也称更年期综合征，是指女性绝经前后出现的性激素波动或减少所致的一系列躯体及精神心理症状。绝经是女性的一个生理阶段，起初表现为月经改变、潮热、盗汗、失眠，以及泌尿生殖道症状，远期可发生骨质疏松和心血管疾病。治疗最有效的是激素替代疗法，辅以钙剂、维生素 D 等。需要保护子宫内膜，患者须采用雌孕激素联合治疗，子宫缺失者则使用单纯雌激素治疗。

除此之外，应从生活及饮食上调整，以防止绝经综合征的出现。①生活起居规律，不可过度疲劳。②保持心情舒畅，减少精神负担，正确认识更年期这一生理过程；个人应尽量积极主动地进行自我调节，防止情绪波动。③多参加社交活动及有益的文体活动，分散注意力，增强体质可减轻不适。④饮食宜低脂肪、低盐，多吃富含 B 族维生素的食物如新鲜蔬菜和水果，以及黄豆、花生、木耳、猪肝等，忌辛辣食品。

十、如何预防宫颈癌

（一）与宫颈癌有关的高危因素

目前已明确，高危型人乳头瘤病毒持续感染是引起宫颈癌的主要病因。

（1）性行为异常、性行为年龄过早、多个性伴侣者发生宫颈癌的危险性最大。

（2）初潮过早与多孕多产：女性经期生殖系统的抵御能力明显下降，是感染性疾病的好发期。妊娠期、产褥期女性抵御疾病能力相对较差，多产造成的产道损伤等，都会成为宫颈疾病的易患因素。

（3）卫生习惯不良：外阴清洁卫生习惯不良，不洁性生活等与宫颈癌的发生相关。

（4）营养、维生素与微量元素的缺乏：某些维生素及微量元素的缺乏可能与宫颈癌的发病有关。

（5）生殖道感染：如单纯疱疹病毒感染，人类免疫缺陷病毒感染，支原体、衣原体感染等。

（6）其他：如吸烟、吸毒、营养不良等。

消除和避免以上高危因素是预防宫颈癌和尖锐湿疣等人乳头瘤病毒疾病最关键的措施和方法。因此，要想远离这类疾病则应积极、自觉、主动地采取措施，尽量消除和避免上述高危因素。此外，应积极进行宫颈癌筛查，各级医院宫颈癌筛查工作普及，越来越多的女性健康意识提升，乐于进行宫颈癌筛查。宫颈癌筛查方法主要有宫颈细胞学检查、阴道镜检查等。

（二）宫颈癌筛查起始年龄及间隔时间

在我国经济发达的大中城市，起始年龄可考虑为 25 ～ 30 岁；经济欠发达地区，筛查起始年龄应放在 35 ～ 40 岁；对于高危人群，筛查起始年龄应相应提前。筛查应以细胞学为基础，而高危型人乳头瘤病毒 DNA 检测因其价格昂贵，其普及程度远远不及细胞学检查。常规筛查间隔为每年1 次，连续 3 次细胞学筛查均为正常者，可适当延长筛查间隔时间至 2 年，连续 2 次均正常者改为每 3 年筛查 1 次，至 65 周岁；若连续 2 次人乳头瘤病毒和细胞学筛查均为正常者，可延长筛查间隔时间至 5 ～ 8 年；免疫功能低下者筛查间隔时间应较短，最好每年筛查 1 次，出现可疑宫颈癌的症状或体征时应随时进行筛查。

（三）宫颈癌筛查注意事项

宫颈癌筛查时间应选择在月经来潮后 10 ～ 18 日为最佳检查时间；检查前 48 小时内不要做阴道冲洗，不要用避孕药膏等阴道内用药物；检查前 48 小时内不要行性生活，以免影响检查的准确性。

总而言之，正确的生活态度和健康的生活方式，是预防宫颈癌和尖锐湿疣等人乳头瘤病毒疾病的保障。良好的生活态度体现在固定性伴侣、注意性卫生、避免过早性生活及性生活混乱无度。健康的生活方式可以提高机体免疫功能：合理均衡膳食，饮食讲究多样化，多吃蔬菜和水果；增加膳食中粗粮比例；少吃腌、熏、炸、烤食品；不嗜酒，不吸烟，远离毒品；保持良好生活习惯和乐观向上的生活态度，生活有规律；加强体育锻炼，增强体质。

定期体检有必要

据世界卫生组织报道，我国的女性劳动参与率达到了70%，在全世界范围内高居首位。因此我国的女性有着"女人中的战斗机"的称号，不仅如此，我国女性还是职场及家庭的主力军，她们做到了工作生活两不误，可是又有谁关心过她们的健康呢？所以关爱女性，从定期健康体检做起。

20岁的女性患者：感觉最近没精神，记忆力有所减退，而且该来的"好朋友"也已经一个月没有报到了，可我没有男朋友，更没有性生活，现在有点害怕了。

30岁的女性患者：我错过了人乳头瘤病毒疫苗的接种，最近已经听闻身边有好几位同龄人患上了宫颈癌，现在有点害怕，所以正在预约接种人乳头瘤病毒疫苗。

40岁的女性患者：在之前生了一场大病之后，现在每年都会例行1次体检，但是每次拿到检查报告的时候又很紧张，害怕突然出现其他重型疾病。

以上就是不同时期女性的不同困扰，妇科疾病会伴随她们的一生，所以我认为应该根据不同年龄段为女性定制不同重点的检查项目。那么女性到底应该如何检查呢？

首先要了解你正处于什么时期。10 岁至 19 岁的女性属于青春期，此时月经初潮来临，生殖器官也逐渐发育成熟；18 岁后属于性成熟期，也称为生育期，这个时期长达 30 年之久，此时卵巢功能已经成熟而且会分泌性激素并伴周期性排卵；从 40 岁开始则属于绝经期过渡期，这个时间段可持续 1 ～ 2 年，也可持续 10 ～ 20 年，此时卵巢功能逐渐衰退直至衰竭，直到最后一次月经为止；60 岁之后属于绝经后期，在此时女性的身体功能逐渐老化开始步入到老年时期，而且女性的一生中大约有 30% 的时间处于这个阶段。

一、体检项目如何选择

根据女性不同年龄段的生理情况，有着不同的检查重点。

（一）20 ~ 30 岁的女性

该年龄段女性由于较为年轻，需要规避传染性疾病的风险及机体生化指标的变化，应着重注意乳房的自我检查、甲状腺功能检查、生化检查，以及免疫接种，包括腮腺炎、麻疹、风疹、人乳头瘤病毒等疫苗。此外，应记录月经期，进行第二征发育情况、子宫、内分泌激素等相关检查，同时可根据情况进行婚前检查。

（二）30 ~ 40 岁的女性

这个年龄段的女性几乎已经为人妻为人母，所以应该警惕各种妇科疾病的侵袭。据相关调查显示，约 40% 的育龄期女性患有不同程度的妇科疾病，特别是正处于生育时期及 30 岁后的已婚女性，患上妇科疾病的概率高达 70%。而且宫颈癌前病变也多发于该时期的女性，所以应重点检查常见妇科疾病、避孕器具的检查，以及肿瘤筛查，包括乳腺彩超、妇科彩超、妇科内诊、宫颈癌、宫颈阴道分泌物检查、激素水平检查等。

若是有备孕需求的女性，则应增加单纯疱疹病毒、巨细胞病毒、风疹病毒等筛查，还要进行艾滋病、淋病等感染性疾病的检查，对于这些检查项目不要害羞，也不要觉得难堪，任何妇科疾病都可能造成不孕症的发生。此外常规的身高、体重、血糖、血压、甲状腺功能检查也不可或缺。

（三）40～50岁的女性

该年龄段女性卵巢功能逐渐从鼎盛状态步入到衰退，在此时女性的身体处于"多事之秋"，一系列的生理变化和内分泌变化会逐渐显现，从而诱发更年期、骨质疏松症等疾病，甚至有恶性肿瘤发生的风险。从45岁开始，则是女性妇科肿瘤的高发时期，包括乳腺癌、宫颈癌、卵巢癌等。所以此时的妇科体检则显得更加重要，而且女性的一生中约有1/3的时间处于此时期，这个时期的健康体检则是保证今后生活质量的关键之处。因此应注重生殖器官肿瘤的筛查及激素检查，此外也不可忽视骨密度、骨代谢三项、肛门检查，以及眼底检查。

（四）50岁以上的女性

该年龄段女性不仅需要警惕恶性肿瘤的发生风险，还要警惕心脑血管疾病的发生，所以在做妇科检查的同时也要做好关节功能、肌肉功能等检查。值得注意的是，如果女性在绝经期后出现了阴道流血等异常现象，需要警惕视内膜病变的发生风险。此外还要进行常规检查、心脏彩超、头部CT、肿瘤标志物、颈动脉彩超等检查。

二、女性体检的时间和频率

一旦发现自身出现月经周期异常、白带异常、下腹部疼痛、排便困难等不适症状需要立即接受检查，最佳时间为月经结束后的第3～7天以内。如果未出现上述不适症状，但年龄在20岁以上且有性生活的女性，则需要每年进行1次健康检查，没有性生活的女性也要在异常情况出现时进行检查。

三、体检时的注意事项

（1）体检应避开月经期，在进行体检的前一天应注意外生殖器的清洁且要洗澡，如果要接受宫颈人乳头瘤病毒或液基薄层细胞学检查，在取样之前的 24 小时内要避免行性生活、阴道灌洗、上药等，若取样之后出现微量血性分泌物不要大惊小怪，这是正常现象。

（2）体检前将自己的身体情况和想要咨询医师的问题做个记录，身体情况的记录包括过去的病历、最近 3 个月的月经经过、经期出现的问题、性生活中的问题、历次妊娠的经过等。

（3）不要隐瞒病情，坦诚与医师交流。一些女性由于害羞或其他原因，很难将病情说出口，这样就影响了医师对病情的准确判断。一个聪明的患者应该懂得如何配合医师的询问，如果因为腼腆而延误自身健康便是因小失大了。

（4）进行盆腔检查时如有尿意，应向检查医师说明，不要不好意思，否则膀胱充盈会直接影响检查的效果。

（5）做阴道窥器检查时，医师会将涂了润滑剂的鸭嘴形状的阴道窥器伸入你的阴道内，然后打开，把平时贴在一起的阴道壁撑开以观察你的阴道和宫颈有无可见病变。插入时深长地呼吸，尽可能放松，越紧张越容易引起疼痛的感觉，并影响检查效果。

（6）人乳头瘤病毒和液基薄层细胞学检查应联合进行筛查，可以提高安全性而且能够降低漏诊率。如果联合检查结果正常的患者可以在 3 ～ 5 年内再次进行复查，连续 3 次检查结果显示为正常在 65 岁之后可以不再进行检查。如果检查结果显示为高危因素的患者，则要持续检查到 70 岁。

第二部分　优生优育

生育健康、聪明的孩子，是每一个有生育计划家庭的愿望，降低出生缺陷，提高出生人口素质，事关家庭的幸福与国家和民族的未来。然而，仍有很大一部分育龄人群因医学专业知识的缺乏及对国家相关政策的不了解，错过或忽视了相关检查，导致一些严重缺陷患儿出生。但庆幸的是，这些情况大部分是可以通过专业指导和孕期检查而避免发生的。

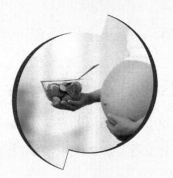

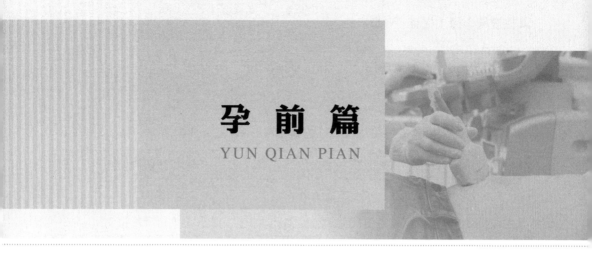

孕前篇

YUN QIAN PIAN

你一定要知道的孕前检查

　　孕前检查是指夫妻准备怀孕之前到医院进行身体检查，以保证生育出健康的婴儿，从而实现优生。孕前检查不同于常规体检，主要是针对生殖系统和遗传因素所做的检查。夫妻双方同做相关项目的孕前检查，是给孩子一生健康的基本保证。健康的宝宝首先必须是健康精子和卵子结合的结晶，所以男性也要做检查，孕前检查最佳时间是怀孕前 3 ～ 6 个月。

　　孕前检查主要包括高危因素评估、体格检查、实验室检查，以及其他备查项目 4 个部分。

一、高危因素评估

（一）健康状况

　　询问计划妊娠夫妇的健康状况。值得注意的一点是，随着母亲年龄的增长，不孕、胎儿畸形、自然流产、妊娠期糖尿病、高血压的风险也增加，女性年龄对妊娠结局的影响及处理建议见表 6-1。尤其 35 岁或以上的女性受孕风险明显增加，建议女性在自己的生育健康计划中加以考虑，同时男性年龄较大也会对后代产生风险。

表6-1 女性年龄对妊娠结局的影响及处理建议

	对妊娠的影响	进一步处理建议
年龄＜18岁	出生缺陷儿发生风险增加	暂缓妊娠
年龄＞35岁	出生缺陷儿发生风险增加	孕中期进行产前筛查

（二）生活史

1.吸烟

我国是世界上最大的烟草生产国和消费国，吸烟对人民群众健康的影响尤为严重。卷烟点燃时产生的烟草烟雾中含有4 000多种化学物质，其中有毒有害物质3 000多种，化学致癌物质40多种，以及多种可以影响人体生殖及发育功能的有害物质。

（1）吸烟对女性生育及妊娠结局的影响：女性吸烟会损伤遗传物质，对内分泌系统、输卵管功能、胎盘功能、免疫功能、孕妇及胎儿心血管系统及胎儿组织器官发育都会造成不良影响。女性孕期无论是主动吸烟还是被动吸烟，受孕概率降低，前置胎盘、胎盘早剥、胎儿生长受限、新生儿低出生体重、婴儿猝死综合征等不良妊娠结局的发生风险明显增加，还会增加异位妊娠和自然流产的发生风险。

（2）吸烟对男性生育的影响：吸烟可造成精子质量下降而影响自身的生育力。吸烟与精子质量下降存在量效、时效关系，大量吸烟（日吸烟量超过20支）及长期吸烟（烟龄超过10年）可能是引起不育的重要原因，还可引起流产、胎儿畸形等。

（3）指导建议：①戒烟。不存在无害的烟草制品，只要吸烟即有害健康。②避免生活和工作在有毒有害的二手烟雾环境中。将吸烟者和非吸烟者分开、净化空气或装置通风设备等，都不能够消除二手烟雾对非吸烟者的危害，只有完全无烟环境才能真正有效地保护不吸烟者的健康。

2. 饮酒

亲代孕前、孕期饮酒，对自身及胎儿的健康会造成极大伤害。

（1）饮酒对女性妊娠结局的影响：妊娠女性饮酒后，血液中的乙醇通过脐带进入胎儿体内，造成流产、死胎死产，甚至引发胎儿酒精综合征，造成身体结构、神经发育、行为认知和精神健康等方面的损害，临床表现为特殊面容、神经发育异常、身体畸形、生长迟缓和精神发育迟滞。

（2）饮酒对男性生育的影响：男性饮酒对自身生殖系统产生多种损害，睾酮水平降低，睾丸损伤，并发睾丸萎缩、不育和性欲降低、勃起功能障碍者，诱发男性生殖系统炎症等，还可导致精子数量减少、精子活力降低、精液质量下降。

（3）指导建议：戒酒后再准备怀孕，男性应戒酒 3 个月以上。

3. 环境毒害物

职业和居家环境中有害因素对男、女性生殖功能的不良影响可通过中毒、致突变、致畸及诱发癌症方式作用于机体，不仅损害暴露者本人的健康，还会累及子代的发育和健康。常见的环境毒害物暴露种类有重金属、电磁辐射等。

（1）重金属对生育的影响。①对男性生育的影响：重金属及其化合物会对男性生殖系统造成损害，引起性功能障碍、精液质量下降、生育力降低等。目前已发现铅、汞、镉、铝、铜、锰、镍、铬、砷等能损害男性生殖系统，特别是铅中毒者，精子数量显著减少、活力降低、畸形率增高。②对女性生育的影响：重金属及其化合物对女性生殖系统的影响主要有月经紊乱、生育力下降和不良妊娠结局发生率明显增高。临床表现为月经不调、不孕、流产、早产、死产、胎儿宫内正常发育迟滞低出生体重，出生后生长发育迟缓、精神发育迟缓等。铅、汞、镉等重金属还是造成胎儿解剖结构异常和功能异常的致畸源。

（2）电磁辐射对生育的影响。①对男性生育的影响：放射线能对睾丸造成损害，引起精子数量的变化。损害程度与剂量、照射方式、年龄等相关。放射损害通过生殖细胞被杀伤或畸变导致不育，放射损害生殖细胞还使性激素下降，造成男性性功能低下及不育。②对女性生育和妊娠结局的影响：放射线会损害卵巢，引起卵子数量的变化，还会使生殖细胞染色体突变引发胎儿畸形或流产。

（3）指导建议：①避免使用含铅高的劣质化妆品、餐具等。②加强职业防护，从事医疗性放射工作人员，航空机组人员，煤矿、有色金属矿、铁矿、锡矿等行业的从业者在准备怀孕期间应避免放射线的暴露。③由于铅等重金属可在体内长期蓄积，即使脱离工作环境仍有可能影响妊娠，因此最好转诊职业病防护机构，在专业人员的指导下制订生育计划。

（三）用药史

一些女性朋友由于慢性病或其他原因需要长期服药，应该与相关科室医师配合，尽量选择对疾病有效，同时没有遗传毒性和胚胎毒性的药物。多数药物短期使用不会造成生殖细胞的遗传损伤，但应当充分考虑药物的体内过程，避免药物作用延续至怀孕期间。

1. 孕前用药指导的目的

避免药物对生殖细胞的遗传毒性；避免药物在体内蓄积或半衰期过长，药物的作用可能延续至怀孕期间，造成对胚胎的损伤。

2. 指导建议

（1）怀孕前若遇任何用药的问题，都应向专业的医师或药师做咨询。切勿自行购买服用。

（2）若有服药，应养成记录用药的习惯，以便需要时能明确地提供所服的药物名称，以评估药物对怀孕是否造成影响及影响程度。

（3）若因患甲状腺、癫痫、系统性红斑狼疮等特殊疾病而需要长期服药者，应先告知医师，并向医师咨询，切勿因为计划怀孕而自行停药，以免影响原有的疾病致病情恶化。

（4）在计划怀孕期内需要自行服药的女性，应注意包装上的"孕妇慎用、忌用、禁用"等字样。

（5）切忌听信偏方、秘方而滥用药物。

（6）能少用的药物绝不多用，可用可不用的药物则不要用。

（四）避孕史

避孕方法对妊娠的影响、优生指导建议见表 6-2。

表6-2 避孕方法对妊娠的影响、优生指导建议

避孕方法	对妊娠的影响	孕前优生指导建议
避孕套（男、女）	对妊娠及胎儿无影响	无须特殊优生指导
自然避孕法	对妊娠及胎儿无影响	无须特殊优生指导
哺乳期避孕	对妊娠及胎儿无影响	无须特殊优生指导
外用杀精剂	药物有杀精和制动作用，杀精剂杀精一般对胚胎不会造成伤害。是否致畸，尚无结论	杀精剂属于化学药品，对精子有明显的损伤作用，避孕失败，建议终止妊娠 准备妊娠时停用，即可妊娠
宫内节育器	带器妊娠：①惰性宫内节育器虽不会致畸，但节育器进入羊膜腔会影响胎儿发育；②载铜宫内节育器有生物毒性，对胎儿发育不利；③载药宫内节育器对胎儿影响见甾体避孕药。	准备妊娠前半年取出宫内节育器。带器妊娠者警惕异位妊娠，原则上均建议终止妊娠

避孕方法	对妊娠的影响	孕前优生指导建议
甾体避孕药（包括长效口服药、短效口服药、短效药、长效避孕针、速效药、皮下埋植剂、紧急避孕药等）	（1）性激素对发育中胎儿可能有不利影响，女性胎儿可能发生生殖器官肿瘤，男性胎儿可能有泌尿生殖器官发育异常。故对避孕失败的妊娠有影响。（2）停药后立即妊娠，胎儿畸形率并未增加，但自然流产率增加，流产儿中三倍体或多倍体发生率增加。（3）单孕激素避孕药失败，需警惕异位妊娠。	（1）准备妊娠前停服避孕药，紧急避孕失败，目前资料显示可继续妊娠。（2）短效避孕药停服后即可妊娠。（3）长效避孕药停服后3个月再准备妊娠。（4）皮下埋植剂取出后3～6个月再准备妊娠。
	带器异位妊娠：易引起大出血	发现异位妊娠，转医疗机构妇产科诊治
	取出节育器后妊娠，对妊娠及胎儿无影响	无需特殊优生指导
女性绝育	对宫内妊娠及胎儿无影响，应警惕异位妊娠	准备妊娠时行复通术，术后1个月输卵管通水检查，复通成功即可准备怀孕。复通不成功，建议行试管婴儿助孕治疗
男性绝育	对妊娠及胎儿无影响	准备妊娠时行复通术，术后检查精液常规，复通成功即可准备妊娠。腹痛不成功，建议行试管婴儿助孕治疗

（五）不良妊娠史

1. 流产

（1）对妊娠的影响：流产如处理不当或处理不及时、流产后不注意卫生、过早性交等均可引起慢性盆腔炎、月经不调、子宫内膜异位等远期并发症，导致继发性不孕症。对于再次妊娠的女性来说，自然流产、产科出血与新生儿溶血症的发生概率增加。

（2）指导意见：①规律生活，均衡膳食，充足睡眠，适当运动。②保持心理健康，避免过度焦虑、抑郁。③从孕前 3 个月开始有意识地避免接触致畸物，纠正长期酗酒、被动吸烟、过量饮用咖啡等不良生活习惯，谨慎用药。④孕前常规体检，并且积极治疗孕前检查发现的慢性疾病和传染性疾病。

2. 早产

（1）对妊娠的影响：有早产史的孕妇再次早产的风险较未有过早产史的孕妇高，而且容易在前次早产的孕周前再次发生早产。早产儿往往伴随胎儿宫内生长受限、不明原因的宫内感染等风险，生活能力低下、极易患病，故死亡率高。早产儿发育不成熟，容易导致坏死性小肠结肠炎、颅内出血、脑性瘫痪、败血症等各种疾病。有早产史孕妇在准备怀孕前一定要积极寻找病因，进行改善治疗，针对以往早产的病因加以防治。一旦发现怀孕，即为高危妊娠，应该及早寻求孕产期保健。

（2）指导建议：根据早产的病因给出不同的孕前优生指导建议见表 6-3。

表6-3 早产病因分类及孕前优生指导建议

病因	孕前优生指导意见
1. 孕妇自身情况不佳	
年龄＜18岁或＞35岁	避免过早或过晚妊娠
体重过轻或肥胖症	注意平衡营养，防治营养不良或体重增加过快
心理过度紧张，吸烟或酗酒	加强心理疏导，提倡健康生活，加强体育锻炼
营养不良或生活条件差	改善经济、文化、生活状况，调整心理状态

病因	孕前优生指导意见
2. 感染	
生殖道感染：细菌性阴道病、梅毒、沙眼衣原体	及早诊断和治疗生殖道感染
非生殖道感染：牙周病、肾盂肾炎、阑尾炎等	保持口腔清洁，减少口腔感染，积极治疗相关感染性疾病
3. 既往有不良妊娠史	
早产史、流产史、死胎史、新生儿死亡史、孕期内流血史	加强计划生育宣传、提供孕前及孕期保健服务，重视高危筛查，及时产前诊断，早产史者做早产预测
4. 妊娠合并症或并发症	
妊娠期高血压疾病、妊娠期糖尿病、胎盘早剥、前置胎盘、妊娠合并先天性心脏病、免疫性疾病等	积极预防妊娠并发症及早期治疗合并症
5. 助孕技术后妊娠	加强助孕技术前高危因素评估，积极治疗相关疾病
6. 子宫因素	
子宫畸形：如双子宫、双角子宫、纵隔子宫等	子宫畸形矫治术或子宫整形术
子宫病理性过伸长：如多胎妊娠、羊水过多等	加强围生期保健及指导，采取综合措施，延长孕龄
子宫肌瘤、子宫颈功能不全	子宫肌瘤剜除术、宫颈内口环扎术
7. 孕妇长期站立、腹部外伤、手术	注意休息，避免去人群密集处，手术后预防感染及保胎治疗
8. 胎儿畸形、胎盘病变等	行产前诊断，发现严重畸形或异常，及时引产等

3. 死胎、死产

（1）对妊娠的影响：有死胎史、死产史的孕妇再次发生的风险较一般孕妇高。有死胎、死产史孕妇在准备怀孕前一定要积极寻找病因，进行改善治疗，针对以往死胎死产的病因加以防治。一旦发现怀孕，即为高危妊娠，应及早寻求孕产期保健。

（2）指导建议：根据发生死胎、死产的病因给出不同的孕前优生指导建议见表6-4。

表6-4 死胎、死产病因分类及孕前优生指导建议

病因	孕前优生指导意见
1. 孕妇自身原因	
严重的妊娠合并症、并发症：妊娠高血压疾病、过期妊娠、糖尿病、慢性肾炎、心血管疾病、全身和腹腔感染、各种原因引起的休克	孕前积极治疗原发病，待原发病稳定适宜妊娠时在妊娠
子宫张力过大或收缩力过强、子宫肌瘤、子宫畸形、子宫破裂等	相关子宫检查及纠正高危因素，如有子宫肌瘤则行子宫肌瘤手术
2. 胎儿因素	
胎儿严重畸形	孕前应行产前咨询、评估及产前诊断
胎儿生长受有限、胎儿宫内感染、严重的遗传性疾病、母子血型不合等	积极纠正诱发因素，行产前诊断
3. 胎盘和脐带因素	
前置胎盘、胎盘早剥、脐帆状附着、血管前置	提供孕期保健服务，重视高危筛查，多次流产只积极进行产前宣教
脐带过短、脐带根部过细、脐带打结、脐带扭转、脐带脱垂、脐带绕颈缠体等	积极进行孕期高危因素的评估，提供孕期保健服务
急性绒毛膜羊膜炎	积极预防及早期治疗相关感染病症

4.异位妊娠

（1）对妊娠的影响：输卵管妊娠流产及输卵管妊娠破裂，短时间内可发生大量的腹腔内出血使患者出现休克，也可发生反复腹腔内出血，在腹腔内形成血肿，严重时危及孕妇生命安全，引起孕产妇死亡。反复的阴道出血易引起上行性感染，引起孕妇生殖道感染及全身感染。异位妊娠手术后易引起继发性不孕症。有异位妊娠史者，保守治疗或手术治疗后再次异位妊娠的风险增加。

（2）孕前优生指导建议：异位妊娠史患者易发生不孕，孕前建议到妇产科专科就诊，检查输卵管是否通畅。如果发生不孕，可采用辅助生殖技术。

二、体格检查

（一）常规检查

常规检查项目的结果及判断见表6-5。

表6-5 常规检查及结果判断

检查项目	正常	异常	异常结果判断
BMI	18.5～24.0	＜18.5	提示体重过低或营养不良
		＞24.0	提示体重超重或肥胖
血压	舒张压： 8.0～11.9 kPa	舒张压 ≥12.0 kPa	提示高血压
	收缩压： 12.0～16.0 kPa	或收缩压 ≥18.7 kPa	
精神状态	未见异常	异常	提示精神疾病、神经系统疾病等
智力	未见异常	异常	提示智力障碍

续表

检查项目	正常	异常	异常结果判断
五官	未见异常	异常	建议颌面外科、口腔科、眼科、耳鼻喉科等专科就诊明确诊断
特殊体态	无	有	许多遗传病会表现为特殊步态，应高度重视，建议内科就诊明确诊断
皮肤毛发	无	有	皮肤苍白、发绀、黄疸、色素脱失、皮疹、出血点或紫癜、牛奶咖啡斑等，建议内科就诊明确诊断。体毛增多说明雄激素水平过高，建议内分泌专科就诊明确诊断
甲状腺	未见异常	异常	常见于甲状腺功能亢进症、单纯性甲状腺肿、甲状腺腺瘤、慢性淋巴性甲状腺炎、甲状腺癌等，建议内分泌专科就诊明确诊断
肺部	未见异常	异常	提示呼吸系统疾病，建议呼吸内科就诊明确诊断
心脏节律是否整齐	是	否	提示心脏有器质性或功能性病变，建议心血管内科就诊明确诊断
心脏杂音	无	有	提示心脏瓣膜病变、心肌病变、心脏或大血管内异常通道等，建议心血管内科就诊明确诊断
肝脾	未触及	触及	提示肝脾异常肿大，建议内科就诊明确诊断
四肢脊柱	未见异常	异常	脊柱生理性弯曲消失，呈后凸、前凸、侧凸等畸形，提示佝偻病、结核、脊柱炎、肿瘤等，建议骨科就诊明确诊断。指（趾）关节、膝关节、踝关节内外翻等，建议内科、外科就诊明确诊断

（二）女性生殖系统检查

女性生殖系统检查项目的结果及判断见表 6-6。

表6-6 女性生殖系统检查及结果判断

检查项目	正常	异常及结果判断
阴毛	平面分布为倒三角形	无阴毛或稀少，提示雌激素水平低下。阴毛浓密，平面分布为三角形或菱形并延伸到大腿内侧，提示高雄激素血症
乳房	丰满而隆起，乳头突起，未及包块	乳房未发育，提示长期雌激素水平低下。双乳不对称、乳头内陷、皮肤橘皮样变、乳头溢液，并可触及包块等，提示乳腺疾病，建议乳腺科就诊明确诊断
外阴	已婚未产、经产型大小阴唇发育良好	外阴发育差，提示雌激素低下；外阴异常，建议妇科就诊明确诊断
阴道	通畅、黏膜正常	黏膜充血粗糙，分泌物增多，有臭味，提示阴道炎
分泌物	少量白色分泌物，无臭味	分泌物增多，有臭味，提示阴道炎；灰黄或灰白稀薄泡沫状白带为滴虫性阴道炎的特征；乳块状或豆腐渣样白带为念珠菌阴道炎的特征；灰白色均质鱼腥味白带常见于细菌性阴道病；色黄或黄绿的脓性白带常见于阴道炎、宫颈炎、宫腔积脓、生殖道恶性肿瘤
宫颈	光滑、正常大小	宫颈红肿，肉眼可见脓性或黏液性分泌物，提示急性宫颈炎；宫颈糜烂、宫颈息肉、宫颈腺囊肿、宫颈肥大，提示慢性宫颈炎；宫颈接触性出血、排液、宫颈赘生物要警惕宫颈癌
子宫大小	正常大小，呈略扁倒置梨形、表面光滑	子宫增大，建议B超检查排除妊娠、子宫肌瘤、子宫腺肌症等情况。幼小子宫见于子宫发育异常、卵巢发育不全等
子宫活动	好	活动差，提示炎症可能，建议专科就诊明确诊断

续表

检查项目	正常	异常及结果判断
子宫包块	未及包块	增大并有包块,提示子宫肌瘤、子宫腺肌症、子宫恶性肿瘤等,建议妇科就诊明确诊断
双侧附件	无包块、无增厚或条索状、无压痛	附件区压痛、增厚或条索状、可触及包块,应考虑急性盆腔炎、慢性盆腔炎、卵巢与输卵管肿物的可能,建议妇科就诊明确诊断

(二)男性生殖系统检查我

男性生殖系统检查项目的结果及判断见表6-7。

表6-7 男性生殖系统检查及结果判断

检查项目	正常	异常	异常结果判断
阴毛	阴毛分布正常	阴毛稀疏或无	提示性腺功能紊乱、雄激素缺乏、精曲小管发育不全等,建议到男科或泌尿外科就诊明确诊断
阴茎	外观正常,静态下阴茎≥3～4 cm;龟头外露;尿道外口位置正常,无红肿、分泌液及赘生物	异常	小阴茎、包皮过长、包茎、包皮龟头炎、尿道炎、尖锐湿疣、尿道上下裂等,建议到男科或泌尿外科就诊明确诊断
阴囊	无皮炎、溃疡、肿胀及曲张静脉可见	异常	阴囊湿疹、腹股沟疝、鞘膜积液、精索静脉曲张等,建议到男科或泌尿外科就诊明确诊断
睾丸	位于阴囊内、微扁椭圆形、睾丸体积12～25 mL;表面光滑,质地中等,无压痛	异常	小睾丸、睾丸肿瘤、睾丸炎、睾丸结核、睾丸下降不全等,建议到男科或泌尿外科就诊明确诊断

续表

检查项目	正常	异常	异常结果判断
附睾	紧贴睾丸上端和后缘，无肿大、结节及触痛	异常	附睾炎、附睾结核、精液囊肿或肿瘤等，建议到男科或泌尿外科就诊明确诊断
输精管	像火柴棍粗细、有一定硬异常度、表面光滑	异常	输精管结核、输精管炎症、单侧或双侧输精管缺如等，建议到男科或泌尿外科就诊明确诊断
精索	柔软的圆索状结构	异常	急性精索炎、精索肿块、精索鞘膜积液精索静脉曲张等，建议到男科或泌尿外科就诊明确诊断
前列腺	呈前后稍扁的栗子形、在正中线上有一纵行浅沟、表面无结节和压痛、质地中等	异常	急性前列腺炎、慢性前列腺炎、前列腺增生、前列腺肿瘤等，建议到男科或泌尿外科就诊明确诊断
精囊	长椭圆形的囊状器官，表面凹凸不平、正常精囊一般不易触及	触及包块、触痛等	急性精索炎、精囊结核、精索肿瘤等，建议到男科或泌尿外科就诊明确诊断
第二性征	发育正常	无胡须、体毛稀少、发音女声、无喉结或平坦	提示可能性染色体异常、性腺功能紊乱等，建议到男科或泌尿外科就诊明确诊断
乳房	未见异常	乳腺发育、触及结节等	男性乳房发育症乳腺肿瘤、肥胖症、接触外源性激素或某些药物所致，建议到男科或乳腺科就诊明确诊断

三、实验室检查

（一）血常规检查

血常规检验结果参考值及判断见表6-8。

表6-8 血常规检验结果参考值及判断

检查项目	正常参考区间	异常值	异常结果判断
血红蛋白	115～150 g/L	<115 g/L	提示贫血，建议查找原因并及时针对病因治疗
		>150 g/L	相对增多：提示血液浓缩的疾病 绝对增多：提示真性红细胞增多症，高原地区的居民，严重慢性心脏疾病等
红细胞	$(3.8～5.1)×10^{12}/L$	$<3.8×10^{12}/L$	提示贫血，建议查找原因并及时针对病因治疗
		$>5.1×10^{12}/L$	相对增多：提示血液浓缩的疾病 绝对增多：提示真性红细胞增多症，高原地区的居民，严重慢性心脏疾病等
血小板	$(125～350)×10^{9}/L$	$<125×10^{9}/L$	提示血小板生成障碍：再生障碍性贫血、放射性损伤、急性白血病等 提示血小板破坏或消耗过多：原发性血小板减少性紫癜、红斑狼疮、弥散性血管内凝血等
		$>350×10^{9}/L$	原发性增多：提示慢性粒细胞性白血病、真性红细胞增多症、原发性血小板增多症等 反应性增多：提示急性感染、急性溶血等 建议血液内科就诊明确诊断

续表

检查项目	正常参考区间	异常值	异常结果判断
白细胞	(3.5～9.5)×10^9/L	<3.5×10^9/L	提示病毒感染、中毒、辐射、免疫缺陷疾病等
		>9.5×10^9/L	提示感染、中毒、某些传染病、血液病等
白细胞五分类			
中性粒细胞比例	40%～75%	<40%	提示病毒感染、中毒、X线辐射、再生障碍性贫血、粒细胞缺乏等
		>75%	提示急性感染、广泛的组织损伤或坏死、急性中毒等
淋巴细胞比例	20%～50%	<20%	提示放射病、免疫缺陷疾病等
		>50%	提示传染性单核细胞增多症、淋巴细胞性白血病、结核等
单核细胞比例	3%～10%	>10%	提示结核、伤寒、亚急性感染性心内膜炎、疟疾、黑热病、单核细胞白血病等
嗜酸性粒细胞比例	0.4%～8.0%	>8%	提示变态反应、寄生虫病、某些皮肤病、某些血液病等
嗜碱性粒细胞比例	0～1%	>1%	提示慢性粒细胞白血病、骨髓纤维化等
白细胞三分类			
淋巴细胞比例	20%～50%	<20%	提示放射病、免疫缺陷疾病等
		>50%	提示传染性单核细胞增多症、淋巴细胞性白血病、结核等

续表

检查项目	正常参考区间	异常值	异常结果判断
中值细胞比例	5% ~ 15%	>15%	提示结核、伤寒、亚急性感染性心内膜炎、单核细胞白血病、变态反应、寄生虫病、慢性粒细胞白血病或骨髓纤维化等
中性粒细胞比例	50% ~ 70%	<50%	提示病毒感染、中毒、X线辐射、再生障碍性贫血、粒细胞缺乏等
		>70%	提示急性感染、广泛的组织损伤或坏死、急性中毒等

（二）尿常规检查

尿常规检验结果参考值及判断见表 6-9。

表6-9　尿常规检验结果参考值及判断

检查对象	正常参考区间	异常	异常结果判断
女性	未见异常	异常	提示泌尿系统疾病、肾炎、肾病等 （1）尿红细胞>3/HP，见于多种肾脏疾病，可能与尿路结石、结核、肿瘤有关，应排除尿标本月经污染的可能。 （2）尿白细胞>5/HP，可能与尿路感染、肾炎等疾病有关，应注意尿标本被白带污染的可能。 （3）尿液常规中白细胞计数增多，提示泌尿系统感染。 （4）尿蛋白阳性，提示肾脏疾病。 （5）尿葡萄糖阳性，提示糖尿病。 （6）尿酮体阳性，有助于早期诊断糖尿病酮症酸中毒。
男性	未见异常	异常	

（三）血型检查

血型检查结果及判断见表 6-10。

表6-10 血型检查结果及判断

检查对象	检查项目	血型不合	异常结果判断
女性、男性	ABO血型	男方非O型，女方O型，既往曾怀孕	可能引起胎儿和新生儿溶血
	Rh血型	母亲阳性，胎儿阴性	可能引起胎儿和新生儿溶血

（四）肝功能检查

肝功能检测结果及判断见表 6-11。

表6-11 肝功能检测结果及判断

检查对象	正常参考区间	异常	异常结果提示
女性	7～40 U/L	45～60 U/L（女性）	定期复查
男性	9～45 U/L	50～60 U/L（男性）	转氨酶升高，提示有肝细胞损伤
		＞60 U/L	

（五）肾功能检查

肾功能检测结果及判断见表 6-12。

表6-12　肾功能检测结果及判断

检查对象	正常参考区间	异常	异常结果判断
女性	酶法： 35～80 μmol/L 苦味酸法： 53～97 μmol/L	酶法：<35 μmol/L 苦味酸法：<53 μmol/L	肌酐值升高，提示肾功能受损；建议复查，到肾病专科就诊明确诊断
		酶法：>80 μmol/L 苦味酸法：>97 μmol/L	
男性	酶法： 44～97 μmol/L 苦味酸法： 62～115 μmol/L	酶法：<44 μmol/L 苦味酸法：<62 μmol/L	
		酶法：>97 μmol/L 苦味酸法：>115 μmol/L	

（六）血糖检查

血清葡萄糖检查结果及判断见表6-13。

表6-13　血清葡萄糖检查结果及判断

检查对象	正常参考区间	异常	异常结果判断
女性	3.9～6.1 mmol/L	<3.9 mmol/L	生理性：见于饥饿或剧烈运动后 病理性：常见于胰岛细胞增生、胰岛细胞瘤、严重肝病等
		≥6.1 mmol/L	提示空腹血糖受损
		≥7.0 mmol/L	提示糖尿病

（七）乙肝五项检查

乙肝五项检查结果及判断见表6-14。

表6-14 乙肝五项检查结果及判断

正常	异常	异常结果提示
HBsAb阳性，其余各项阴性	HBsAg（－）HBsAb（－）HBeAg（－）HBeAb（－）HBcAb（－）	提示无乙肝感染
	HBsAg（＋）HBsAb（－）HBeAg（＋）HBeAb（－）HBcAb（＋）	提示急性或慢性乙型肝炎
	HBsAg（＋）HBsAb（－）HBeAg（＋）HBeAb（＋）HBcAb（－）	提示急性或慢性乙型肝炎
	HBsAg（＋）HBsAb（－）HBeAg（＋）HBeAb（－）HBcAb（－）	提示急性乙型肝炎早期或潜伏期
	HBsAg（＋）HBsAb（－）HBeAg（－）HBeAb（＋）HBcAb（＋）	提示急性乙型肝炎趋向恢复
	HBsAg（＋）HBsAb（－）HBeAg（－）HBeAb（－）HBcAb（－）	提示急性乙型肝炎，慢性HBsAg携带者
	HBsAg（＋）HBsAb（－）HBeAg（－）HBeAb（＋）HBcAb（－）	提示慢性乙型肝炎无或低度乙型肝炎病毒复制
	HBsAg（＋）HBsAb（－）HBeAg（－）HBeAb（－）HBcAb（－）	提示急性乙型肝炎潜伏后期，携带者
	HBsAg（－）HBsAb（＋）HBeAg（－）HBeAb（＋）HBcAb（＋）	提示既往感染，急性乙型肝炎恢复期
	HBsAg（－）HBsAb（＋）HBeAg（－）HBeAb（－）HBcAb（＋）	提示既往感染，急性乙型肝炎恢复期
	HBsAg（－）HBsAb（－）HBeAg（－）HBeAb（＋）HBcAb（＋）	提示既往感染，急性乙型肝炎恢复期
	HBsAg（－）HBsAb（－）HBeAg（－）HBeAb（－）HBcAb（＋）	提示既往感染，急性乙型肝炎病毒感染窗口期

注：HBsAg 为乙型肝炎表面抗原，HBsAb 为乙型肝炎表面抗体，HBeAg 为乙型肝炎 e 抗原，HBeAb 为乙型肝炎 e 抗体，HBcAb 为乙型肝炎核心抗体。

（八）梅毒抗体筛查

梅毒是由梅毒螺旋体引起的一种传染性强，侵及人体多个系统、器官的性传播疾病。

1. 梅毒对妊娠的影响

（1）女性感染梅毒易造成不孕、流产、早产、死胎、死产、胎儿畸形和先天性梅毒儿。

（2）男性感染梅毒可诱发女方宫内感染或由精子直接带入受精卵而影响胎儿，造成流产、死胎，以及新生儿先天性梅毒等。

（3）先天性梅毒可累及多个系统和器官，严重者会导致新生儿死亡。

（4）围生期梅毒的不良妊娠结局与感染梅毒时的孕周、治疗的时间及分娩时的梅毒螺旋体抗原的滴度有关。

2. 指导建议

（1）暂缓怀孕：梅毒血清学筛查阳性的夫妇应共同转诊到疾病预防控制中心做进一步诊断，确诊后接受规范治疗。

（2）建议治愈 2 年后在专科医师指导下计划妊娠，治疗期间应避免无保护措施的性生活。

（九）艾滋病筛查

1. 艾滋病对妊娠的影响

母婴传播是儿童感染艾滋病毒的最主要途径，几乎所有儿童艾滋病毒感染者的感染途径均为母婴传播。感染了艾滋病毒的女性可通过妊娠、分娩和哺乳把艾滋病病毒传给胎儿或婴儿。有研究显示，如果没有干预措施母婴阻断，艾滋病毒感染母亲所生的孩子经人工喂养后，艾滋病毒的感染率为 15%～30%；如果母乳喂养，感染率可增加至 20%～50%。

2. 指导建议

（1）及早开展抗病毒治疗，身体功能恢复越快，越有利于夫妻生活，提高怀孕率，这点很关键。

（2）按时服药，坚持服药，病毒载量持续抑制。建议在准备怀孕前 3 个月，每月检测 1 次病毒载量。

（十）地中海贫血筛查

地中海贫血是我国南方各省（区）最常见、危害最大的遗传病，人群发生率高达 10% 以上。

1. 地中海贫血对妊娠的影响

地中海贫血患者的红细胞极易凋亡，且可携带氧气的能力较弱，可导致贫血，严重程度的甚至无法维持机体的正常生活。若机体长期处于贫血状态，会使骨髓过度造血而引起骨板厚度减薄，使部分脏器功能衰退，还会使机体因过量吸收铁而导致心功能衰竭等，严重危害生命健康。

孕期地中海贫血可能会引起孕妇妊娠高血压，出现下肢、腹壁水肿等症状，严重者可能会全身水肿，皮肤苍白、剥脱，早产甚至流产等；还可能造成胎儿重度贫血，而且还会遗传给胎儿，严重时可能导致胎儿宫内死亡。

2. 指导建议

国际上认可度最高的控制地中海贫血方式是通过产前筛查淘汰重型地中海贫血患儿，以避免地中海贫血患儿的娩出。因此，女性孕前一定要定期进行孕前检查，如果身体有不符合怀孕的指标，应积极进行治疗。痊愈后再正常备孕，以免怀孕后对自身和胎儿造成不良影响。怀孕后还要定期做好产检，及时了解胎儿在子宫内的发育情况，如果有不适症状应及时就诊，必要时也可以终止妊娠。日常生活中需注意饮食，可以适当加强营养，还要保持良好心态，保证孕期机体健康。

四、其他备查项目

（一）优生五项

1. 什么是优生五项

优生五项又称 TORCH 检查，TORCH 其实是一组病原微生物的英文名称缩写，包括以下内容。① T：刚地弓形虫；② O：代表其他病原微生物，如肝炎病毒（尤其是乙型肝炎病毒）、EB 病毒、微小病毒 B19、人类免疫缺陷病毒、梅毒螺旋体等。③ R：风疹病毒；④ C：巨细胞病毒；⑤ H：单纯疱疹病毒，包括Ⅰ型和Ⅱ型。

2. 对妊娠的影响

女性朋友们在妊娠期间发生 TORCH 中任何一种病原微生物感染后，对于孕妇本身来说很可能只有轻微的"感冒"症状，甚至没有症状。但病原体却可通过胎盘传播给胎儿，造成胎儿宫内感染，这会影响胚胎或胎儿的发育，甚至可能导致流产、早产、死胎等不良妊娠结局。即使出生后幸存，也可能遗留中枢神经系统障碍等严重的先天性缺陷。

（1）弓形虫感染：①感染发生在妊娠的前 3 个月，多会引起流产、死产、或生下无生活能力的和发育有缺陷的婴儿；②在妊娠中的 3 个月感染，多会出现死胎、早产和严重的脑、眼部疾病；③在妊娠晚期，因胎儿已逐渐成熟，此时母体如受到感染，胎儿可发育正常，亦可出现早产或出生后才出现症状，表现为各系统不同程度的损坏。

（2）单纯疱疹病毒感染：可引起胎儿先天性感染。

（3）风疹感染：如在妊娠前 8 周内感染，自然流产率达 20%，第 12 周几乎肯定可以导致胎儿感染并出现严重后遗症，其他还可引起心脏和眼的缺陷、视网膜病变、听力缺损、糖尿病和其他内分泌疾病、神经性耳聋、青光眼等。母亲妊娠早期感染风疹病毒几乎均可引起胎儿广泛持续的多器官感染，导致死胎。

（4）巨细胞病毒感染：可导致宫内死胎和新生儿死亡。

3. 结果解读及建议

TORCH 检查中每种病原体的检查结果，可能出现以下 4 种情况。

（1）IgG 阴性，IgM 阴性。①提示：被检查者既往很可能没有感染过这些治病微生物，但不排除假阴性。如果在备孕期间检查为该结果，可以怀孕，但属于高危人群（孕早期感染传给胎儿的风险较高）。②建议：孕前注射风疹疫苗；孕早期再次检查，以早发现、早治。

（2）IgG 阴性，IgM 阳性。①提示：近期感染过，或者可能为急性感染，也有可能是由于其他干扰因素造成 IgM 假阳性。②建议：2 周后复查。如果 IgG 转为阳性，则提示为急性感染，备孕者应推迟怀孕，已经怀孕的需进一步检查确定胎儿是否感染。如果 IgG 持续阴性，说明 IgM 为假阳性，不需要特殊治疗，密切随访即可。

（3）IgG 阳性，IgM 阴性。①提示：曾经感染过这种病原微生物，或接种过该疫苗，并且已经产生免疫力。②建议：可以怀孕；妊娠期尤其是妊娠早期要注意复发感染或再感染（巨细胞病毒、风疹病毒），妊娠晚期注意单纯疱疹病毒复发感染。

（4）IgG 阳性，IgM 阳性。①提示：孕妇正在感染这种病原微生物，可能为原发性感染或再感染。②建议：需要根据具体的结果，进一步检查确认感染情况。

（二）妇科 B 型超声检查

妇科 B 型超声检查的结果及判断见表 6-15。

表6-15 妇科B型超声检查的结果及判断

检查项目	正常情况和异常结果判断
子宫	正常子宫大小8 cm×5 cm×3 cm。质地均匀，边界清楚，内膜均匀。异常情况有子宫畸形、子宫肌瘤、子宫腺肌症、内膜增厚、宫腔息肉等疾病
卵巢	正常卵巢大小为4 cm×3 cm×1 cm，可见不同大小的卵泡和黄体。如果发现囊性的肿块，考虑卵巢囊肿，具体性质需要鉴别
输卵管	正常情况下，输卵管不可见。如发现卵巢以外的盆腔肿块，应考虑输卵管来源可能
盆腔	正常情况下，盆腔可以有少量的积液。但出现大量的积液为异常。不明来源的肿块除需考虑卵巢、输卵管来源外，还要考虑肠道、膀胱等来源可能

（三）阴道分泌物检查

阴道分泌物检查结果及判断见表 6-16。

表6-16 阴道分泌物检查结果及判断

检查项目		正常	异常	异常结果提示
白带常规检查	线索细胞	阴性	阳性	提示细菌性阴道病
			可疑	建议复查
	念珠菌感染	阴性	阳性	提示念珠菌性阴道炎
			可疑	建议复查
	假丝酵母菌	阴性	阳性	提示阴道假丝酵母菌病
	滴虫感染	阴性	阳性	提示滴虫性阴道炎
			可疑	建议复查
	清洁度	I 或 II	III或IV	提示阴道炎
	胺臭味实验	阴性	阳性	提示细菌性阴道病
	pH	<4.5	≥4.5	提示阴道炎

续表

检查项目	正常	异常	异常结果提示
淋球菌筛查	阴性	阳性	提示生殖道淋球菌感染
		可疑	建议复查
沙眼衣原体筛查	阴性	阳性	提示生殖道沙眼衣原体感染
		可疑	建议复查

遗传咨询很重要

一、什么是遗传咨询

遗传咨询是咨询医师和咨询者就其家庭中遗传病的病因、遗传方式、诊断、治疗、预防、复发风险等所面临的全部问题进行讨论和商谈，最后做出恰当的对策和选择，并在咨询医师的帮助下付诸实施，以达到防治效果的过程。除了外伤，绝大多数自发性疾病都可以列入遗传咨询范围。

二、遗传咨询的对象

遗传咨询的对象为遗传性疾病的高风险人群，常见的包括以下几种。

（1）不明原因智力低下、精神分裂症或先天畸形儿不能自理、自主的父母。

（2）不明原因的反复流产或有死胎死产等情况的夫妇。

（3）婚后多年不育的夫妇。

（4）35 岁以上的高龄孕妇。

（5）长期接触不良环境因素的育龄青年男女。

（6）孕期接触不良环境因素及患有某些慢性病的孕妇。

（7）常规检查或常见遗传病筛查发现异常者。

三、遗传咨询的种类及内容

（一）婚前咨询

（1）本人或对方家属中的某种遗传病对婚姻的影响及后代健康估测。

（2）男、女双方有一定的亲属关系，能否结婚，如果结婚对后代的影响有多大。

（3）双方中有一方患某种疾病，能否结婚，若结婚后是否传给后代。

（二）产前咨询

（1）双方中一方或家属为遗传病患者，生育子女是否会生病，生病机会大小。

（2）曾生育过遗传病患儿，再妊娠是否会生育同样患儿。

（3）双方之一有致畸因素接触史，会不会影响胎儿健康。

（三）一般咨询

（1）本人有遗传病家族史，这种病是否会累及本人或子女。

（2）习惯性流产是否有遗传方面原因，多年不孕的原因及生育指导。

（3）有致畸因素接触史，是否会影响后代。

（4）某些畸形是否与遗传有关。

（5）已诊断的遗传病能否治疗等。

四、遗传咨询的主要步骤

（一）准确诊断

准确诊断疾病是遗传咨询的第一步，也是最基本和很重要的一步。因为只有确定诊断，才能了解病因、预后与治疗，同时准确诊断也能为分析遗传方式与计算再发风险奠定基础。

遗传病的诊断主要是通过病史、家族史的咨询和调查来绘制系谱图，再通过临床诊断、染色体核型分析、生化与基因诊断杂合子筛查、皮纹检查及辅助性器械检查等方法，尽可能地做出明确的诊断。

（二）确定遗传方式

不少遗传病的遗传方式是已知的，故确定诊断后，随之也就能了解该病的遗传方式。但对于有表型模拟和遗传异质性的疾病，通过家系调查，分析遗传方式，是遗传咨询中极为重要的不可缺少的步骤。例如，2 例视网膜色素变性患者，一例在连续几代的垂直传递中，有父子传代，可确定为常染色体显性遗传；另一例为女性患者，父母正常，但为表兄妹通婚，其兄妹 2 人中已有 1 人发病，则极可能为常染色体隐性遗传。

（三）对再发风险的估计

不同种类的遗传病，其子代的再发风险率均有其各自独特的规律，在明确诊断，确定遗传方式以后，就可分别计算再发风险率。

（四）提出对策和措施

计算出再发风险率后，就可在此基础上对遗传病患者及其家属提出对策和措施，供其参考与选择。

送给准妈妈的孕前指导

一、世界卫生组织孕前保健关键技术推荐

2013 年，世界卫生组织发布主题为"孕前护理：使妇幼保健的收益最大化"的宣传手册，系统提出了孕前保健的关键技术，包括营养干预、烟草使用、

孕前遗传健康保健、孕前环境和职业保健、生育力保健等 13 个方面的内容，具体内容见表 6-17。

表6-17　世界卫生组织孕前保健关键技术推荐

项目名称	具体建议
营养干预	（1）贫血和糖尿病筛查。 （2）补充铁剂和叶酸。 （3）营养信息获取、健康教育及咨询。 （4）营养状况监测。 （5）补充能量和营养素。 （6）糖尿病管理。 （7）加强锻炼。 （8）食盐加碘。
避免烟草使用	为育龄夫妇提供孕前烟草使用咨询和干预服务，具体包括以下内容。 （1）筛选出存在吸烟行为的女性，询问、评估其孕前烟草使用情况并提出针对性建议。 （2）对孕前吸烟女性提出戒烟建议，必要时进行药物治疗，同时提供行为干预咨询服务。 （3）评估育龄夫妇二手烟吸入情况，并告知二手烟对孕妇和胎儿造成的危害。
遗传咨询与筛查	（1）详细询问家庭遗传史，以确定危险因素。 （2）计划生育。 （3）基因咨询。 （4）遗传病筛查和检测。 （5）合适的基因治疗及全社区或全国范围内筛查高危人群。
避免环境污染和职业有害物质暴露	（1）提供有关环境危害和预防相关信息。 （2）防止环境或职业环境中不必要的辐射暴露。 （3）避免农药或农药替代品的使用。 （4）保护人群免受铅暴露。 （5）告知育龄妇女鱼类中甲基汞的危害。 （6）推动改进炉灶或清洁燃料的使用。

续表

项目名称	具体建议
生育力保护	（1）提高育龄夫妇对生育和不孕症原因的认识和理解。 （2）消除社会对不孕不育者的误解。 （3）对准备在6～12个月后怀孕的夫妇进行筛查和诊断，处理不孕或生育力不足等潜在问题。 （4）为已经被诊断为不孕不育的个人或夫妇提供咨询服务。
预防人际暴力	（1）健康促进，防止恋爱暴力。 （2）提供与年龄相适应的全面性教育，重点关注性别平等、人权和性关系问题。 （3）开展经济赋权、性别平等和社区动员活动。 （4）学会识别暴力侵害信号。 （5）向受害者提供保健服务、转诊和社会心理支持。 （6）改变个人饮酒行为和社会饮酒风气，筛查酒后行为异常者，为酒精依赖者提供治疗。
预防过早怀孕、意外怀孕和短时间内多次怀孕	（1）学生在学校就读期间避免发生性关系。 （2）支持纠正早婚和强迫性行为的文化现象。 （3）提供与年龄相适应的性教育。 （4）提供避孕工具和药物，获得社区支持以防止早孕。 （5）教育女孩抵制强迫性行为。 （6）评估成年男性和男童的暴力倾向和强迫性行为倾向。 （7）为育龄夫妇提供生育间隔过短对母婴危害的相关知识。
预防性传播疾病	（1）提供与年龄相适应的全面性教育和服务。 （2）通过个人、群体和社区等行为干预促进安全性行为。 （3）促进安全套使用，防止性传播疾病感染和意外怀孕。 （4）提高安全套的可及性。 （5）筛查传染性疾病。 （6）治疗性传播疾病或提供其他相关卫生服务。

续表

项目名称	具体建议
预防和治疗艾滋病	（1）计划生育。 （2）保持安全性行为以避免怀孕和感染传染病。 （3）提供艾滋病咨询和检测服务，包括性伴侣检测。 （4）提供抗病毒治疗预防艾滋病病毒感染。 （5）提供男性包皮环切服务。 （6）为不符合或不接受抗病毒治疗的妇女提供抗病毒预防建议，以防止母婴传播。 （7）判断患者是否需要终身使用抗病毒药物治疗。
保护心理健康	（1）评估精神心理问题。 （2）为孕前和孕期提供心理教育和咨询。 （3）为计划怀孕和其他育龄妇女提供抑郁症咨询、治疗和管理服务。 （4）增强社区工作，提高社区女性自我管理能力。 （5）为育龄妇女提供更多接受教育的途径。 （6）保障育龄妇女的经济安全。
减少精神性药物	（1）精神药物使用状况筛查。 （2）提供干预和治疗。 （3）药物依赖行为治疗。 （4）为精神药物使用者（包括产后和怀孕期间）提供计划生育援助。 （5）建立减少青少年精神性药物使用的预防方案。
接种疫苗	（1）风疹疫苗。 （2）破伤风和白喉疫苗。 （3）乙型肝炎疫苗。
预防和治疗生殖器官疾病	（1）与女孩及其父母或伴侣交流，劝阻其不利于生殖器官健康的行为。 （2）筛查女性生殖器官健康情况。 （3）对计划怀孕的女性治疗阴道闭锁性疾病。 （4）告知夫妇生殖器官常见疾病，并提供治疗。 （5）提供切除囊肿和治疗其他相关疾病服务。

二、计划受孕前的准备

（一）选择适宜的受孕年龄和季节

男性生育的最佳年龄是 25 ~ 35 岁，有证据表明男性在最佳年龄产生的精子质量最高，生命力最强。如果男性生育年龄过大，所生育的孩子先天畸形和遗传病的发病率也会较高。

女性生育的最佳年龄是 25 ~ 29 岁。因为过早生育，女性全身各器官尤其是生殖器官和骨盆尚未完全发育成熟，妊娠及分娩的额外负担对母婴健康均为不利，也会增加难产的机会，甚至造成一些并发症或后遗症；而且过早承担教养子女的责任，会影响工作、学习和家庭生活的安排。但也应避免过晚生育，女性一般不要超过 30 岁，因为年龄过大，妊娠及分娩中并发症的发生概率增大，难产率也会提高。尤其在 35 岁以后，卵巢功能逐渐趋向衰退，卵子中染色体畸变的机会增多，容易造成流产、死胎或畸胎。如能选择最佳年龄生育，这个时期是生殖力最为旺盛的阶段，计划受孕容易成功，精子和卵子的质量较好，难产的机会减少，有利于下一代健康素质的提高。

一般来说，怀孕后的前 3 个月往往是整个妊娠最关键的时期。一年中的四季各有特点，不同季节受孕会对胎儿的发育产生不同的影响。也有报道，受孕季节以 7 ~ 9 月为最佳，经过 10 月怀胎到第 2 年的 4、5、6 月份分娩最为合适。我国幅员辽阔，气候差别较大，生育季节因地制宜，不可生搬硬套。

（二）调整避孕方法

计划怀孕前，需要对当前的避孕方法进行调整。如果采用口服避孕药避孕者，应停药；如放置宫内节育器避孕者，应取出节育器。一般在停药和取出节育器数月后再怀孕，以彻底消除药物的影响和调整子宫内环境。在此期间可以采用屏障法避孕。

（三）身体状况及心理状况的准备

父母的健康是优化下一代身体素质的基础。计划受孕最好在男女双方具备良好的身心条件下进行。身体有传染病如肝炎、肺结核及性病等应先治疗，无传染性后再怀孕。慢性病如贫血、心脏病、肾病、高血压及糖尿病等先查体及咨询专科医师，由专科医师评估身体状况能够承担妊娠全过程再怀孕。有需手术的疾病可先手术治疗。

心理状况，如近期有较大精神打击，会影响神经内分泌系统，使胎儿发育异常，应等精神状态良好再孕。精神病患者应该治愈后 2 年无复发再怀孕。

此外，在受孕前的准备阶段，就应注意加强营养，做好劳逸安排，以促进身心健康，有利于妊娠的发展。

（四）避免不利因素的干扰

外界环境中的某些不良刺激往往会影响妊娠的进展和胎儿的发育，甚至会降低精子及卵子的质量。所以，在计划受孕前，应尽力排除烟酒危害、理化刺激、生物因素、药物致畸等不利因素的干扰，创造一种良好的受孕氛围。

综上所述，理想的计划受孕必须具备良好的身心健康状态，融洽的夫妻感情，和谐的两性关系，安全舒适的周边环境，以及宽松稳定的经济条件。

三、计划受孕方法

夫妻双方了解了受孕原理，选择好了受孕时机，又为计划受孕准备好了各方面的条件，为使受孕计划能成功实现，必须先掌握一些科学的受孕方法和技巧。

（一）日程推算法

大部分女性排卵发生于下次月经来潮前 12 ～ 16 日。单独使用日程推算法并不十分可靠，因为排卵日期可受环境、情绪、患病或某些药物等影响而发生变化。所以最好和其他方法结合使用。

（二）基础体温测量法

正常女性基础体温在月经周期中呈周期性变化，排卵后基础体温的升高提示排卵已经发生，一般排卵发生在基础体温上升前或由低向高上升的过程中。在基础体温处于升高水平的 3 日内为"易孕期"，从第 4 日起直至下次月经来潮前即为"安全期"。

（三）宫颈黏液观察法

宫颈黏液的性状会随着月经周期中不同阶段性激素的水平有所变化。当雌激素水平较低的月经期前后，黏液常稠厚而量少，甚至毫无黏液，提示不易受孕。在月经周期的中期，当雌激素水平逐步升高时，黏液会随之越来越薄，量亦越来越多，越接近排卵期，越变得清澈透亮，状似蛋清，且富有弹性，拉丝度越高，润滑感亦最甚。在出现这种黏液的最后一天称为"高峰日"，其前后48小时之内会发生排卵（"高峰日"大多相当于排卵日或排卵前一日）。这种排卵期的宫颈黏液对受孕颇为有利，能对精子起到保护、营养、增强活力，以及引导穿透等作用。因此在出现会阴部湿润感的阶段即为"易孕期"。

（四）排卵检测试纸

用于体外定性检测女性尿液中促黄体生成激素的含量的变化，从而确定排卵时间及女性月经周期中的"安全期"，达到选择受孕最佳时机或使用"安全期"避孕的目的。

（五）B超测排卵

月经规律，周期 28～30 日者，月经周期第 10 日起，做 B 超检测，观察有无优势卵泡发育。卵泡平均直径 ≥16 mm，表示卵泡已成熟，随时有排卵的可能。排卵标志：卵泡消失或缩小；子宫直肠窝有液性暗区 3～10 mm；卵泡边缘模糊，内有稀疏光点，有时可见血肿，如光点密集，形成光团，即为黄体。简而言之，B 超监测排卵是借助超声的方法以监测卵巢卵泡的生长及排出情况的检查方法。

第 1 ～ 4 种方法具有简便、易行、经济的优点，但准确性稍差。B 超监测较为准确，但需要特殊的仪器。

四、饮食指导

中国营养学会在《中国居民膳食指南（2022）》平衡膳食 8 条准则的基础上，针对备孕期女性膳食增加了以下几条核心推荐。

（一）调整体重到适宜水平

孕前体重与新生儿出生体重、婴儿死亡率，以及孕期并发症等不良妊娠结局有着密切的联系。肥胖或体重过低的女性是发生不良妊娠结局的高危人群，针对不同 BMI 女性的指导建议具体如下。

1. 肥胖者的指导建议

肥胖者（BMI≥28.0）应合理安排饮食，注意低能量、低脂肪、适宜优质蛋白和复杂碳水化合物；适当的运动和锻炼，即中等或低强度运动为好；培养健康的饮食行为，如每餐不过饱，细嚼慢咽，不暴饮暴食，挑选低脂肪食品等。

2. 体重过低者的指导建议

建议体重过低者（BMI ＜ 18.5）注意纠正厌食、挑食及偏食习惯，减少零食；停止药物减肥；注意检查潜在疾病，如贫血等造成的营养不良；合理膳食，增加糖类、优质蛋白及新鲜蔬菜水果；禁烟、酒及成瘾药物；BMI 最好达到理想标准。

3. 正常体重者的指导建议

正常体重者（18.5≤BMI ＜ 24.0）需按膳食标准适当调整饮食的成分，创造更好的条件来适应妊娠，如增加优质蛋白（奶、蛋、瘦肉、鱼、虾及豆制品等）；一日三餐要保证，早餐一定要及时、营养；调整运动量，以中等强度运动为宜。

（二）多吃含铁、碘丰富的食物，及时补充叶酸

1. 铁

育龄女性是铁缺乏和缺铁性贫血患病率较高的人群，备孕女性应经常摄入含铁丰富、利用率高的动物性食物，铁缺乏或缺铁性贫血者应纠正贫血后再怀孕。动物血、肝脏及红肉中铁含量及铁的吸收率均较高，一日三餐中应该有瘦肉 50 ～ 100 g，每周 1 次动物血或畜禽肝肾 25 ～ 50 g。在摄入富含铁的畜肉或动物血和肝脏的同时应摄入含维生素 C 较多的蔬菜和水果，以提高膳食铁的吸收与利用。

2. 碘

碘是合成甲状腺激素不可缺少的微量元素，考虑到女性孕期对碘的需求增加、碘缺乏对胎儿的严重危害、孕早期妊娠反应影响摄入，以及碘盐在烹调等环节可能的碘损失，建议备孕女性除规律食用碘盐外，每周再摄入 1 次富含碘的食物，如海带、紫菜。

3. 叶酸

叶酸缺乏可影响胚胎细胞增殖、分化，增加神经管畸形及流产的风险。备孕女性应从准备怀孕前 3 个月开始每日补充 400 μg 叶酸，并持续整个孕期。

（三）禁烟酒，保持健康生活方式

良好的身体状况和营养是成功孕育新生命最重要的条件，均衡的营养、有规律的运动和锻炼、充足的睡眠、愉悦的心情等均有利于健康的孕育。计划怀孕的女性如果有健康和营养问题，应积极治疗相关疾病，纠正可能存在的营养缺乏，保持良好的卫生习惯。此外，吸烟、饮酒会影响精子和卵子质量及受精卵着床与胚胎发育，在准备怀孕前 6 个月夫妻双方均应停止吸烟、饮酒，并远离吸烟环境。

五、运动指导

对于准备怀孕的准爸妈来说，应该注意孕前适当运动。运动可以有效地控制身体质量，降低疾病和相关并发症的发病率，促进身体健康，大大改善妊娠的结局，对孕妇和新生儿都具有重要意义。

（一）散步

散步是一项适合任何人群的运动，散步要尽可能挑选空气较清新的环境，不必走得过快，也不用走的时间过长。刚开始可以把脚步放慢，不要走得太急，以免对身体震动太大或造成疲劳。

（二）慢跑或快步走

适宜的体重有助于受孕，慢跑或快步走比散步更能消耗能量，燃烧多余脂肪。运动前，应先排空膀胱，换上宽松舒适的衣服。期间如果出现不舒服的情况，可以暂停休息，根据自己的身体情况调节慢跑时间，不宜劳累。和散步一样，也请在空气新鲜、空间宽敞的环境进行。

（三）游泳

游泳是一项非常好的锻炼方式，可以增加支撑体重的力量，提高耐力和柔韧性。游泳可以增加心肺功能，还能改善情绪，有助于备孕期间保持良好心态。需要注意的是，游泳的运动时间不宜过长，水不能过冷，否则会造成肌肉痉挛。

（四）瑜伽

练习瑜伽可以增强体力和肌肉张力，增强身体的平衡能力，提高整个肌肉组织的柔韧度和灵活度。同时，瑜伽还能刺激控制激素分泌的腺体，加速血液循环，能够帮助备孕女性很好的掌握呼吸控制方法，有利于日后分娩。

（五）跳绳

跳绳是一项很简单的有氧运动，适合任何季节、任何地点，是受大家喜欢的运动。孕前准妈妈参加跳绳锻炼，对活动全身的肌肉、提高身体的平衡能力和协调性、提高身体素质、强健身体有益。同时，跳绳算是很有效、超经济的燃脂方式，甚至要优于跑步。跳绳每小时可消耗约 5442 kJ 的热量，而经过实测，跳绳 10 分钟的能量消耗约等于慢跑 30 分钟，它的减脂效果确实很出色。

（六）俯卧挺运动

许多女性为了不让腹肌松弛，喜欢做仰卧起坐运动，那只能增加腹部肌肉的力度。要增强腰背肌的力量，就不如俯卧挺运动更有力度。

俯卧挺的做法为俯卧在床面或地毯上，以脐腹为支点，用力收缩背臀部肌肉，然后将头、上肢和下肢用力向上抬起，不要使肘和膝关节屈曲，要始终保持伸直，使身体呈"角弓反张"状态，保持 10 秒钟，放松。如此重复 10 ～ 15 次为 1 节，每日做 3 节，使背部肌肉力量越来越强。

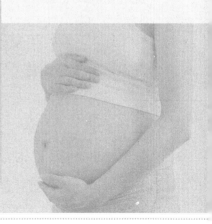

孕中篇

YUN ZHONG PIAN

孕期营养为母婴保驾护航

世界卫生组织于 2016 年发布了新版的孕期保健指南，其中对孕期营养干预的措施主要包括以下几个方面：①饮食干预措施；②补充铁和叶酸；③补充钙；④补充维生素 A；⑤补充锌；⑥补充多种微量元素；⑦补充维生素 B_6；⑧补充维生素 C 和维生素 E；⑨补充维生素 D；⑩限制咖啡因的摄入。

一、饮食指导

中国营养学会在《中国居民膳食指南（2022）》平衡膳食 8 条准则的基础上，针对孕期女性膳食增加了以下几条核心推荐。

（一）补充叶酸，常吃含铁丰富的食物，选用碘盐

女性在整个孕期应口服叶酸补充剂 400 g/d，每日摄入绿叶蔬菜 200 g；每日增加 20 ～ 50 g 红肉，每周进食 1 ～ 2 次动物内脏或血液；并且确保摄入碘盐。

（二）孕吐严重者，可少量多餐，保证摄入含必要量碳水化合物的食物

怀孕后随着激素水平的改变，孕妇消化系统功能会随之改变，部分孕妇早期会出现胃灼热、反胃或呕吐等症状，这是正常的生理现象。严重孕吐影响进食时，机体需要动员身体脂肪来维持机体所需要的能量。

孕早期无明显早孕反应者可继续保持孕前平衡膳食，孕吐较明显或食欲不佳的孕妇不必过分强调平衡膳食。每日必需摄取至少 130 g 碳水化合物，首选易消化的粮谷类食物，可提供 130 g 碳水化合物的常见食物包括 180 g 米或面食、550 g 薯类或鲜玉米。进食少或孕吐严重者需寻求医师帮助。

（三）孕中晚期适量增加奶、鱼、禽、蛋、瘦肉的摄入

从孕中期开始胎儿生长发育和母体生殖器官的发育加速，对能量、蛋白质和钙、铁等营养素的需要增大。孕期蛋白质与能量缺乏会直接影响胎儿体格和神经系统的发育，可导致早产和胎儿生长受限。孕期钙元素缺乏时，母体会动用自身骨骼中的钙元素来维持血液中钙的浓度，并优先满足胎儿骨骼生长发育的需要，因此孕期钙营养不足最大的危害是母体骨骼中钙的丢失。

孕中期开始，每日增奶 200 g，使总摄入量达到 500 g/d，增加鱼、禽、蛋、瘦肉共计 50 g，孕晚期再增加 75 g 左右。深海鱼类含有较多 n-3 多不饱和脂肪酸，其中的二十二碳六烯酸能促进胎儿脑和视网膜功能的发育，每周最好食用 2 ～ 3 次。

（四）适量身体活动，维持孕期适宜增重

孕期体重的不适当改变（过度增长或营养不良）可导致多种不良妊娠结局，而孕妇孕期饮食营养的摄入是导致孕妇体重改变的关键。就我国目前孕期保健现状而言，应当在孕妇第 1 次产检时确定 BMI，如孕妇在孕前 BMI < 18.5，孕期适宜的增重范围为 12.5 ～ 18.0 kg；BMI 为

18.5 ～ 24.9，孕期适宜的增重范围为 11.5 ～ 16.0 kg；BMI 为 25.0 ～ 29.9，孕期适宜的增重范围为 7.0 ～ 11.5 kg；BMI≥30.0，孕期适宜的增重范围为 5.0 ～ 9.0 kg。

孕早期体重变化不大，可每月测量 1 次，孕中、晚期应每周测量体重。体重增长不足者，可适当增加能量密度高的食物摄入，体重增长过多者，应在保证营养素供应的同时注意控制总能量的摄入。健康的孕妇每日应进行不少于 30 分钟的中等强度身体活动。

（五）禁烟酒，愉快孕育新生命，积极准备母乳喂养

孕妇应禁烟酒，还要避免被动吸烟和不良空气。情绪波动时多与家人和朋友沟通、向专业人员咨询，可适当进行户外活动和运动有助于释放压力，愉悦心情。孕中期以后女性朋友应更换适合的内衣，经常擦洗乳头。

母乳喂养对孩子和母亲来说都是最好的选择，绝大多数女性朋友都可以用自己的乳汁哺育孩子，任何代乳品都无法替代母乳。成功的母乳喂养不仅需要健康的身体准备，还需要积极的心理准备。孕妇应尽早了解母乳喂养的益处、增强母乳喂养的意愿、学习母乳喂养的方法和技巧，为产后尽早开奶和成功母乳喂养做好各项准备。

二、其他元素补充

世界卫生组织指南中不建议常规通过药物来补充维生素 A、锌、维生素 B_6、维生素 C、维生素 E、维生素 D 等，提倡从日常膳食中获取微量元素和维生素。但根据我国孕妇的体质与饮食结构决定了孕妇在妊娠过程中并不能从膳食中获取充足、完备的维生素，而孕期服用复合维生素不仅比单一维生素剂效果好，而且可以避免单一营养元素摄入过量，有效预防出生缺陷。因此，对于有条件的孕妇，应提倡整个孕期服用含叶酸的复合维生素。

三、限制咖啡因摄入

我国对孕妇在妊娠期间咖啡因摄入与流产之间关系的研究显示，孕期女性每日中等程度（0～300 mg/d）的咖啡因摄入可能会导致流产，且危险程度随咖啡因摄入量增加而加大。世界卫生组织指南建议，每日咖啡因摄入量较高（超过 300 mg）的孕妇，建议在妊娠期间停止每日摄入咖啡因或减少摄入量，以减少流产和新生儿低出生体重的风险。

孕期运动要跟上

一、妊娠期运动的适应人群与禁忌证

所有无妊娠期运动禁忌证的孕妇均建议在妊娠期进行规律的运动，专业人员在给予孕妇妊娠期运动建议之前，应对孕妇的身体状况进行充分评估。

妊娠期运动禁忌证包括严重心脏或呼吸系统疾病，重度子痫前期 / 子痫、未控制的高血压、甲状腺疾病、1 型糖尿病、宫颈功能不全、持续阴道出血、先兆早产、前置胎盘、胎膜早破、重度贫血、胎儿生长受限、多胎妊娠（三胎及以上）等。

有妊娠期运动禁忌证的孕妇除日常活动外，不建议进行规律运动。当孕妇存在轻中度心脏或呼吸系统疾病、复发性流产史、早产史、严重肥胖、营养不良或极低体重（BMI < 12.0）、双胎妊娠，以及癫痫且症状控制不佳时，应在接受详细的专业评估，综合考虑运动利弊后，由医师决定能否进行妊娠期运动，并给予运动形式、频率、强度等建议。

此外，当孕妇运动时出现以下情况则应停止运动：阴道出血、规律并有痛觉的宫缩、胎膜早破、呼吸困难、头晕、头痛、胸痛、肌肉无力影响平衡等。

二、妊娠期运动的频率和持续时间

美国妇产科医师学会建议无运动禁忌证的孕妇，每天或一周至少 4 天进行 20 ～ 30 分钟的中等强度运动。

研究证实即使孕妇既往无运动习惯，母胎也可耐受妊娠期 30 分钟的中等强度运动。每周进行 3 天或以上，共计持续 150 分钟的中等强度运动，可显著降低妊娠期糖尿病、子痫前期及妊娠期高血压疾病的发生风险。且随着妊娠期运动频次、持续时间及运动强度的相对增加，妊娠期获益增加。

三、妊娠期运动的环境

（一）空气环境

孕妇若是处于空气环境较差，如弥漫二手烟与其他有害物质的空气环境，会对胎儿的自然生长造成一定的损害，如果长期处于这种环境较为容易因引发胎儿发育不良、畸形、流产等情况，所以一个良好的环境是必要的，一般而言建议在室外空旷的环境进行运动。

（二）自然环境

人体在不同的心态情绪下分泌状态是有所区别的，这一点的区别就会造成天翻地覆的影响。一般来说人体在受到惊吓的时候会自然绷劲肌肉，另外身体会趋向于自然的选择方向，即为最大限度地保障自身的安全，不为人体的意志所左右。如过于恐惧、惊吓，以及一些其他情况都会造成孕妇自然的生理反应，这些都不利于胎儿的自然生长，因此一般来说运动的自然环境需要尽可能地不要引发孕妇的大规模的情绪波动。

四、几个适合妊娠期的运动类型

（一）步行

孕期有益身心的运动之一便是步行走路，走路作为一种有氧运动，是孕期最安全、方便的运动方式，绝大多数孕妇都乐于接受。整个妊娠期，只要孕妈想要运动，那么她们可以随时开始走路。对于那些怀孕前从不运动的女性而言，怀孕后开始运动，走路也不失为一种好选择。

有节律而平静的步行，可使腿部肌肉、腹壁肌、心肌加强活动。由于血管的容量扩大，肝和脾所储存的血液便进入了血管。动脉血的大量增加和血液循环的加快，对身体细胞的营养，特别是心肌的营养有良好的作用。同时，在散步过程中肺的通气量增加，呼吸变得深沉。

1. 舒缓散步法

首先放一些轻松舒缓的音乐，然后按节奏行走，步伐不要太大，孕妇自我感觉轻松舒适就好，同时双臂自然在身侧摆动，幅度不必太大，配合深呼吸（将充足的空气从鼻孔吸入肺部，由嘴部呼出）这种散步方式可扩张肺部功能。

2、交替散步法

所谓交替就是快慢结合。第 1 步，从慢走开始，利用慢走热身，10 分钟左右即可；第 2 步，步伐稍微加快，1 ~ 2 分钟即可；第 3 步，快步行走近似小跑，2 分钟即可。如此循环 4 ~ 5 次。其中自第 2 次开始慢走减为 5 分钟，结束时慢走 5 分钟，以放松身体。这样可以锻炼腿部肌肉力量，帮助自然分娩。

3、综合散步法

综合散步法就是在第 2 种散步法基础上，添加肢体动作，达到活动全身的目的。比如每做完 1 个循环，双腿微叉至臀宽，手臂抬起至与肩同宽，手掌向前伸展，然后匀速下蹲 3 ～ 5 次；一手掐腰，另一只手臂前伸，上半身向手臂掐腰一侧转，同时匀速下蹲。这一过程也是 3 ～ 5 次，做完换方向，方法同上。

（二）游泳

1. 游泳对孕妇健康的影响

（1）游泳时，水中阻力较陆地大，水压对皮肤的按摩挤压可加速身体的血液循环，提高孕妇新陈代谢能力。

（2）水的浮力可减少胎儿对直肠的压迫，减少不适感。

（3）水浮力能够减轻腰背肌的负担，能减轻孕期常有的腰背痛症状。并且由于游泳时身体姿势的改变及肌力增加，可以改善局部的循环动态，预防腰痛。

（4）经常参加游泳的孕妇，可改善其身体形态保持健美的体态增加美感。在心理方面，可改善孕妇不良情绪，树立自信心，释放社会压力，减少抑郁的发生率。

2. 注意事项

（1）水温应该控制在 30 ℃左右，在这个温度下孕妇游泳不易发生肌肉痉挛和疲劳。

（2）夜里到凌晨期间容易引起子宫口收缩，所以一天中最适宜孕妇游泳的时间是 11：00 ～ 14：00。

（3）游泳距离控制在 300 ～ 700 m，每次游泳时间不宜过长，30 分钟左右即可。每周参加游泳的次数一般掌握在 2 ～ 3 次。

（4）泳池附近地面较滑，应准备防滑的拖鞋，并且孕妇游泳过程中，旁边要有家属陪护，以免发生意外。

（5）孕早期胚胎发育不完善，孕妇常会有恶心、呕吐，游泳的时候需要注意身体变化，若出现不良反应则立即停止运动。孕中期胎儿发育较稳定，各器官生长到位，孕妇可以进行一定量的游泳运动。孕晚期应根据自身情况，在医师建议下参与或停止游泳运动。

（6）有下列情况的孕妇不可进行游泳：①有妊娠中毒症、多次流产、早产者等均禁止参加游泳。②有颈管无力症、子宫畸形、子宫肌瘤、多胎等既往病史的孕妇应该避免参加游泳活动。③如妊娠数周有子宫口开大、胎位下降、妊娠中毒、破水等情况者也禁止游泳。

（三）普拉提

1. 普拉提对孕妇健康的影响

普拉提运动包括单膝外展、手臂伸展／绕环、胸部放松、侧卧卷体、脊柱扭转、四肢游水等不同的运动姿势，是针对髋部、脊柱、骨盆、腹部等涉及分娩的主动肌群、维持腰 - 骨盆复合系统稳定性肌群、维持第一骨盆复合系统稳定性的肌群等进行的长期规律性有控制性的锻炼，配合呼吸法可促进肌肉的血液循环，使肌肉的耐力、伸缩性、弹性、协调性得到增强，不仅为自然分娩时产力和产道做好充分准备，在产程时孕妇亦能在助产士指导下有效控制各部位肌群正确用力，促进产程进展和自然分娩。

2. 运动方法

普拉提运动的具体准备姿势、练习方法、注意要点和核心运动肌群见表 7-1。

（四）呼吸训练

1. 呼吸训练对孕妇健康的影响

常见的呼吸训练为腹式呼吸法，其吸气时腹部凸起，呼气时腹部凹入，可增加体内含氧量并消除孕妇的紧张状态，促进胎儿生长。此外，呼吸训练能缓解四肢和肌肉疲劳，加快全身血液循环，减轻孕妇胸部腹腔受压、体形重心改变引起的不适。同时能提高腹部和盆底肌肉的张力，增强孕妇会阴部肌肉的伸展力，控制宫缩引起的疼痛，保持体力、维持镇静，为顺利分娩创造有利条件。

表7-1 普拉提运动方法

动作名称	准备姿态	练习方法	注意要点	核心运动肌群
单膝外展	（1）仰卧或站立位。 （2）屈膝，双脚与坐骨结节保持直线。 （3）骨盆、胸廓、颈部保持中立位置。 （4）肩胛骨保持稳定。	（1）维持脊柱中立。 （2）使身体核心稍微收紧。 （3）持续侧胸式呼吸。 （4）吸气，准备。 （5）呼气，同时向远离身体中心的方向外展降低膝的高度，保持髋关节的中立位置。 （6）始终保持膝外展降低的高度仍然处于可控制的状态。 （7）每条腿重复3次或4次。 （8）交换腿进行练习3～5次。	（1）避免髋关节扭曲。 （2）检查是否胸椎屈曲。 （3）保持颈部、肩部和手处于放松状态。	（1）主动肌群：膝外展时大腿内侧收肌群离心收缩，膝还原时大腿内收肌群向心收缩。 （2）第一骨盆复合系统的稳定性：腹横肌、盆底肌、腹内斜肌。
手臂伸展/绕环	（1）仰卧或站立位。 （2）屈膝，双脚与坐骨结节保持直线。 （3）骨盆、胸廓、颈部保持中立位置。 （4）肩胛骨保持稳定。 （5）确保颈部和头部平躺在地面上。 （6）可躺在泡沫轴上，可双手负重（哑铃、弹力带等）。	（1）通过稳定的髋关节和肩关节维持身体中立姿态，同时举双臂于头顶，但运动过程中胸廓不要鼓起。 （2）呼气，同时将一手臂或两手臂都绕至上伸超过头顶位置，放在地面。 （3）吸气，还原动作。 （4）还可以做以下选择：呼气，一手臂放在头顶的地板上，另一手臂放在靠近臀部的地板上。 （5）每边重复3～5次。	（1）避免胸廓鼓起，肋骨外翻。 （2）保持颈部、肩部和手放松。	（1）主动肌：举臂时，三角肌、胸廓内进行稍小范围内的运动，胸廓和背阔肌进行较大范围的运动。 （2）腰-骨盆复合系统的稳定性：腹横肌、盆底肌、腹内斜肌、多裂肌、横膈膜、腹外斜肌。

续表

动作名称	准备姿态	练习方法	注意要点	核心运动肌群
胸部放松	（1）侧卧，如有需要可以给头部以支撑。 （2）屈膝大约90°（舒适位置），双膝靠拢。 （3）双肩垂直在一条直线上。 （4）手臂与肩呈90°，贴于地面，双手靠拢。 （5）从尾骨到头顶尽量拉长。	（1）吸气，开始旋转胸部，左手臂指向天花板。 （2）呼气，继续旋转胸部，使上方的手臂（左臂）打开，至身体另一边。 （3）眼睛凝视空中运动的手臂。 （4）使髋关节处于初始的位置不改变，当两手反方向到行动起始位置时吸气。 （5）当开始反方向进行动作时始呼气。 （6）每边重复3～5次。	（1）保持颈部、肩部和手放松，避免耸肩。 （2）在转动胸廓的过程中保持膝关节位置不变，也可双膝夹持保持膝关节稳定。	（1）核心胸肌和三角肌伸展牵拉。 （2）胸椎灵活性。
侧卧卷体	（1）坐姿，保持骨盆的垂直中立。 （2）屈膝，双脚与坐骨结节保持直立。 （3）颈部和肩胛骨保持中立位置。 （4）手放置大腿下侧。	（1）保持身体核心微做向心收缩。 （2）继续进行侧卧胸式呼吸。 （3）手放置在大腿下侧。 （4）呼气，骨盆向后倾斜，腰椎屈曲。 （5）躯干和颈部成"C"型。 （6）保持双脚不离开地面的情况下，尽可能地向后倾斜躯干，始终控制腹肌。 （7）呼气，还原坐姿，如果有必要，上肢可以辅助完成动作。	（1）避免过度伸展。 （2）没能维持"C"型。 （3）避免头部向后垂。 （4）避免腹部膨胀。	（1）主动肌群：屈髋肌群在下降阶段做离心收缩，在卷起阶段做向心收缩；腹外斜肌和腹直肌在下降阶段做离心收缩，在卷起阶段做向心收缩。 （2）腰-骨盆复合系统的稳定性：腹横肌、盆底肌、腹内斜肌、多裂肌、横膈膜。 （3）肩胛骨的稳定肌群：前锯肌、菱形肌、斜方肌、胸小肌。 （4）颈部的稳定肌群：深层颈屈肌、胸锁乳突肌。

续表

动作名称	准备姿态	练习方法	注意要点	核心运动肌群
脊柱扭转	(1) 坐姿，尽可能地保持骨盆、背部和颈部的中立位置。 (2) 腹部收紧，保持肩胛骨稳定。 (3) 腿可以有以下几种放姿势选择：屈膝，双脚交叉双腿平至地面；或者交叉双腿打开，充分伸展；或者在平台、毛毯或者卷的垫子上面抬起。 (4) 手臂可以有以下几种姿势选择：手臂伸展向一边维持肩部的排列；或者双手指叠呈哥萨克式；或者双手手指在胸前相触。	(1) 慢慢吸气，变换中心，慢慢地把重心放在坐骨上。 (2) 当你慢慢旋转脊柱时呼气，注意保持颈部，头部和肩胛骨的位置。 (3) 在旋转过程中，保持鼻子与躯干中线在一条直线上。 (4) 避免在旋转过程中向一边倾斜。 (5) 骨盆保持不动。 (6) 尽量保持放松，但不要失去正确的脊柱头部位置排列。 (7) 当你转回中心时吸气。 (8) 往两边旋转时尽量保持旋转的角度相同。 (9) 重复另一边练习。 (10) 每边重复5～8次。	(1) 避免向侧、向后或者向前倾斜。 (2) 避免背部弯曲，或者腰椎过伸。 (3) 避免耸肩。	(1) 主动肌群：内、外腹肌，旋转的肌肉。 (2) 维持腰-骨盆复合系统稳定的肌群：腹横肌、盆底肌、腹内斜肌、多裂肌、横膈膜、竖脊肌。 (3) 维持肩胛骨稳定的肌群：斜方肌、菱形肌、胸前锯肌、胸锁乳突肌、小肌。 (4) 维持颈部稳定的肌群、颈部较深的肌群。
四肢游水	(1) 跪姿，双膝、双手着地。 (2) 双手位于双肩正下方。 (3) 双膝位于双髋正下方，双脚与双膝在一条直线上。 (4) 不要锁肘，肘部放松伸直。 (5) 轻微地把肚脐朝脊柱方向收紧来收紧身体核心。 (6) 保持侧侧胸式呼吸法。	(1) 吸气，准备，保持稳定的骨盆和脊柱中立位置。 (2) 呼气，同时在地板上滑动一条腿，成弓形或者臀部后倾。 (3) 吸气，同时膝部回到髋关节下方。 (4) 避免双手压地板，避免锁紧双肘来增加稳定性。 (5) 每条腿重复8～10次，然后尝试8～10次两腿交替动作，不要移动髋部和躯干。		

不同产程期间采取不同呼吸节奏和幅度，松弛肌肉，调整呼吸，稳定情绪，从而促使血皮质醇含量下降，在分娩中保存体力，缓解疼痛感。分娩时由于孕妇需要子宫肌、盆底肌等力量，其收缩导致孕妇产力下降，也是影响分娩的重要因素，产前适当运动，可增加背肌、盆底肌等力量，提高孕妇产力，其韧带柔软，减少产道阻力，有助于促进孕妇顺利生产。

2. 呼吸训练的适应证和禁忌证

（1）适应证：单胎、头位，没有危险妊娠征兆，具有阴道分娩指征；孕妇对分娩过程有基本了解，能配合呼吸技巧和医护人员的要求；怀孕满7个月。

（2）禁忌证：高危妊娠，如妊娠高血压、前置胎盘、习惯性流产、早产征象等；妊娠合并内科疾病，如心脏病、肝肾疾病、甲状腺功能亢进症、糖尿病等；妊娠合并外科疾病，如扭伤、摔伤等；妊娠伴不适症状，如头晕头痛、腹痛、出血、心律不齐等。

3. 呼吸训练方法

（1）胸式呼吸：适用于分娩早期阶段，宫颈开到 3 cm 左右，宫缩频率为 5 ～ 20 分钟 1 次，持续时间 30 ～ 60 秒。呼吸时，按照宫缩节奏调整呼吸时间，首先经鼻深吸气，伴随着宫缩节奏呼吸，如此重复进行，直至疼痛缓解。

（2）轻浅呼吸：适用于宫颈开到 3 ～ 7 cm，此时婴儿转动，开始从产道下滑，宫缩频率加快，间隔时间约为 2 分钟。孕妇呼吸时尽量放松身体，双目看向前方，经嘴吸入少量空气，然后轻轻呼出，保证吸入量和吐出量一致。该阶段的呼吸经嘴进行，呼吸位置是咽喉，类似于发出"嘶嘶"的声音。

（3）浅呼吸：适用于宫颈开到 7 ～ 10 cm，宫缩间隔为 30 ～ 60 秒，此时胎儿马上就要出生。呼吸时孕妇要先呼气，然后深吸一口气，呼气时尽量浅一些，就像吹气球的动作，连续做 5 次为 1 组，并根据宫缩情况调整呼吸速度。日常练习时，每次呼吸时间维持 45 ～ 90 秒。

（4）用力推法：适用于宫颈开全，此时胎儿的头部即将娩出，需要孕妇用力发力。呼吸时孕妇要下压下巴，头部稍微抬起，将肺部气体压到腹内，放松盆骨肌肉。换气时快速呼吸，将气体持续压入腹部，直至胎头分娩出来。此时转换为短促呼吸，用来缓解疼痛

（五）盆底肌肉训练

1. 盆底肌肉训练对孕妇健康的影响

怀孕时在雌孕激素的作用下，孕妇的盆底肌肉会变得松弛，随着胎儿的慢慢长大，胎位下降，盆底也会受到越来越多的挤压。许多孕妇反映产后会出现尿失禁，甚至阴道松弛的现象，这是因为分娩时随着胎儿的娩出，部分盆底肌的韧带松裂，盆底肌肉弹性变差，无法将器官固定在正常位置，从而出现功能上的障碍。如果孕妇能够在孕期提前进行盆底肌的训练，不仅能够增加顺产的指数，还能避免顺产时的侧切或撕裂。

2. 如何找到盆底肌

骨盆底肌由重要的骨盆底部肌肉群组成，分别分布在骨盆前方耻骨，脊柱末端的尾骨和骨盆底部的坐骨，尿道、阴道、直肠贯穿骨盆底部。骨盆底肌主要是固定膀胱、子宫，直肠脏器的正常位置，维持排尿、排便等多项生理功能。

用一个简单的方法就可以感觉到盆底肌的肌肉，当你在小便的过程中强行停止一两秒钟的时候，那一部分收紧的肌肉就是我们说到的骨盆底肌。

3. 训练方法

（1）站式：孕妇保持站立姿势，慢慢踮起脚跟的同时配合呼气，此时找到骨盆底肌的位置并进行收缩；在呼气时脚跟缓缓落地，同时放松盆底肌。此姿势可以扶着椅子或墙来练习，也可以配合节奏合适的音乐，边听边做骨盆底肌的收缩练习，也是一种不错的选择。

（2）坐式：可以选择坐椅子、分娩球或马桶上进行训练，背部舒展双

脚平放于地板，双膝可以自然分开。先找到骨盆底肌的位置，然后再配合呼吸进行收放练习。还有一种盘坐式的练习方式，可以把双腿交叉盘坐在瑜伽垫或床上，然后找到骨盆底肌的位置并进行收缩，这种姿势也可以同时打开骨盆并加速骨盆处的血液循环。

（3）仰卧式：身体仰卧在瑜伽垫或床上，屈膝让腰部充分的与床面接触，放松全身，先找到骨盆底肌的位置，然后再配合呼吸进行收放练习。仰卧式更适合产后的女性锻炼，对于孕妇而言这种方式会压迫到下腔静脉，所以在孕期一般不采用这种方式锻炼。

（4）板凳式：双手打开与肩同宽，五指分开均匀受力，同时双膝打开与髋同宽，脚背放松背部放平。此时要注意，一定不要过度塌陷腰部，尽可能让背部像板凳一样平整。找到骨盆底肌的位置，然后再配合呼吸进行收放练习，这个体位更容易找到盆底肌的位置，比较适合孕期的妈妈练习。

（5）骑跨式：将双脚分开略比肩宽，脚尖自然朝外，骨盆端正，吸气时将双手体侧高举过头顶合掌，呼吸屈膝下蹲，让双手回于胸前，手肘抵在膝盖内侧，充分打开髋部，为宝宝腾出更多的空间，也为顺产做骨盆开度的准备。上背部尽可能舒展，下蹲时感觉腿部支撑力量不足的孕妇，可以在臀部下方放上长条抱枕，将臀部落于上方，但最好不要把所有力量都放于枕头上，在这个姿势找到骨盆底肌的位置，然后再配合呼吸进行收放练习。放松休息时可将臀部落于枕头上，放松之后可继续进行，在这个体位的基础上进行骨盆底肌的练习。

五、妊娠期运动的注意事项

（1）如果孕妇在平躺运动时感到头晕、恶心或不适，应调整运动体位，避免采用仰卧位。

（2）在运动期间，孕妇应该保持充足的水分供给，穿宽松的衣服，并避免在高温和高湿度环境中运动。

（3）在任何运动过程中应包含热身和舒缓放松环节，当孕妇在运动过程中出现任何不适，都应停止活动并就医。

（4）对于孕前即有规律运动习惯的健康且没有妊娠合并症的孕妇，在妊娠期亦可继续孕前的运动，这样并不是产生不良妊娠的结局。

（5）对于曾经进行竞技体育运动的孕妇或者妊娠期运动强度过高的孕妇，应在专业人员的指导和监护下进行运动。

（6）妊娠期糖尿病孕妇若未使用胰岛素，则对妊娠期运动无额外注意事项。因为运动对于胰岛素敏感性的改善最多仅能维持 48 小时，所以妊娠期糖尿病孕妇运动间隔不应超过 2 日。但若妊娠期糖尿病孕妇使用胰岛素治疗，则需警惕运动引起低血糖，尤其在孕早期。

（7）孕前肥胖孕妇的妊娠期运动应从低强度、短持续时间开始，然后逐渐加强。相比孕中期开始对孕前肥胖孕妇进行运动干预，孕早期甚至孕前即开始运动干预，可能使其获益更大。

（8）妊娠期应避免需要有身体接触、快速移动等增加摔倒风险的运动，以及容易引起静脉回流减少和低血压的仰卧位运动。

必不可少的孕期检查

一、产前定期检查

（一）产前检查次数及孕周

合理的产前检查次数及孕周在保证孕妇孕期保健质量的同时，还可以节省医疗卫生资源。根据目前我国孕期保健的现状和产前检查项目的需要，推荐孕妇的产前检查孕周分别为妊娠 6 ～ 13 周$^{+6}$、14 ～ 19 周$^{+6}$、20 ～ 24 周、25 ～ 28 周、29 ～ 32 周、33 ～ 36 周、37 ～ 41 周，共 7 ～ 11 次。有高危因素者，酌情增加次数。

（二）产前检查内容

具体产前检查内容见表 7-2。

二、产前筛查

产前筛查是指在孕早、中期用定量方法测定孕妇血液中某些化学成分及 B 超的专项监测技术结合孕妇年龄、孕周，利用专门的筛查数据软件，对孕妇中可能患有的某些严重的遗传性疾病或染色体疾病进行风险性估计，发现高危的孕妇以便产科医师做进一步的诊断和处理。产前筛查的常见疾病主要包括唐氏综合征、开放性神经管缺陷，以及胎儿结构畸形。

（一）唐氏综合征

唐氏综合征，也称为 21 三体综合征或先天愚型，是最常见的一种染色体病。主要临床表现为生长迟缓、不同程度的智力低下，以及头面部特征在内的一系列的异常体征。患者的体貌特征包括小头、眼裂小、眼距宽、外眼角上斜、内眦深、马鞍鼻、舌大外伸、耳郭低、手指粗短、贯通掌纹等。患者多合并先天性心脏病、消化道畸形、白血病等。虽然许多患者经过训练后可以掌握一些基本的生活技能，但是大多数患者都没有自理能力，给家庭带来沉重的精神和经济负担。

针对唐氏综合征的筛查指标包括孕妇年龄、血清学指标和超声学指标等。

1. 孕妇年龄

虽然唐氏综合征可发生在孕妇的任何生育年龄，但其发生率与孕妇的年龄密切相关。孕妇的年龄越大，发生的概率越高，当孕妇年龄 < 30 岁时发生概率为 0.11%，30 ～ 40 岁为 0.85%，≥40 岁时高达 3% ～ 5%。

表7-2 产前检查内容

检查次数	健康教育及指导	常规保健	必查项目	备查项目
第1次检查（6~13周$^{+6}$）	（1）流产的认识和预防。 （2）营养和生活方式的指导。 （3）继续补充叶酸0.4~0.8 mg/d至孕3个月，有条件者可继续服用含叶酸的复合维生素。 （4）避免接触有毒有害物质，避免密切接触宠物。 （5）慎用药物，避免使用可能影响胎儿正常发育的药物。 （6）改变不良的生活习惯及生活方式，避免高强度的工作、高噪音环境和家庭暴力。 （7）保持心理健康，解除精神压力，预防孕期及产后心理问题的发生。	（1）建立孕期保健手册。 （2）仔细询问月经情况，确定孕周，推算预产期。 （3）评估孕期高危因素，孕产史、生殖道手术史，有无胎儿畸形或幼儿智力低下，孕妇准备情况，遗传病史及家族史和遗传病史等；注意有无妊娠合并症，不宜继续妊娠者应告知并及时终止妊娠；高危妊娠继续妊娠者，评估是否转诊；本次妊娠有无阴道出血，有无可能致畸因素。 （4）全面体格检查，包括心肺听诊，测量血压、体质量，计算BMI，常规妇科检查（孕前3个月未查者），以及胎心率测定。	（1）血常规。 （2）尿常规。 （3）血型。 （4）肝功能。 （5）肾功能。 （6）空腹血糖水平。 （7）HBsAg筛查。 （8）梅毒血清抗体筛查。 （9）人类免疫缺陷病毒筛查。 （10）地中海贫血筛查。 （11）超声检查。	（1）丙型肝炎筛查。 （2）抗D滴度检测（Rh血型阴性者）。 （3）75 g口服葡萄糖耐量试验（高危孕妇）。 （4）甲状腺功能检测。 （5）血清铁蛋白（血红蛋白<110 g/L者）。 （6）结核菌素试验（高危孕妇）。 （7）子宫颈细胞学检查（孕前12个月未检查者）。 （8）子宫颈分泌物检测淋球菌和沙眼衣原体（高危孕妇或有症状者）。 （9）细菌性阴道病的检测（有症状或早产史者）。 （10）胎儿染色体非整倍体异常的孕早期（妊娠10~13周$^{+6}$）母体血清学筛查。 （11）超声检查：妊娠10~13周$^{+6}$测量胎儿颈项透明层的厚度；核定孕周；双胎妊娠还需确定绒毛膜性质。高危者，可考虑绒毛膜取样或羊膜腔穿刺检查。 （12）绒毛膜取样术（妊娠10~13周$^{+6}$，主要针对高危孕妇）。 （13）心电图检查。

续表

检查次数	健康教育及指导	常规保健	必查项目	备查项目
第2次检查(14~19周+6)	(1) 流产的认识和预防。 (2) 妊娠生理知识。 (3) 营养和生活方式的指导。 (4) 中孕期胎儿染色体非整倍体异常筛查的意义。 (5) 非贫血孕妇,如血清铁蛋白<30 μg/L,应补充元素铁60 mg/d;诊断明确的缺铁性贫血孕妇,应补充元素铁100~200 mg/d。 (6) 开始常规补钙剂0.6~1.5 g/d。	(1) 分析首次产前检查的结果。 (2) 询问阴道出血、饮食、运动情况。 (3) 体格检查,包括血压、体质量,评估孕妇体质量增加是否合理;子宫底高度;胎心率测定。	无	(1) 羊膜腔穿刺术检查胎儿染色体核型(妊娠16~22周),针对高危人群。 (2) 胎儿染色体非整倍体的中孕期母体血清学筛查(妊娠15~20周,最佳检测孕周为16~18周)。 (3) 无创产前基因检测:筛查的目标疾病为唐氏综合征、18三体综合征、13三体综合征,适宜孕周为12~22周+6。
第3次检查(20~24周)	(1) 早产的认识和预防。 (2) 营养和生活方式的指导。 (3) 胎儿系统超声筛查的意义。	(1) 询问胎动、阴道出血、饮食、运动情况。 (2) 体格检查:同妊娠14~19周+6产前检查。	(1) 血常规。 (2) 尿常规。 (3) 胎儿系统超声筛查胎儿的严重畸形。	经阴道超声测量子宫颈长度,进行早产的预测。

续表

检查次数	健康教育及指导	常规保健	必查项目	备查项目
第4次检查（25～28周）	（1）早产的认识和预防。 （2）妊娠期糖尿病筛查的意义。	（1）询问胎动、阴道出血、宫缩、饮食、运动情况。 （2）体格检查：同妊娠14～19周⁺⁶产前检查。	（1）血常规。 （2）尿常规。 （3）妊娠期糖尿病筛查。直接行75g口服葡萄糖耐量试验，其正常上限为空腹血糖水平为5.1 mmol/L，1小时血糖水平为10.0 mmol/L，2小时血糖水平为8.5 mmol/L。孕妇具有妊娠期糖尿病高危因素或医疗资源缺乏的地区，建议妊娠24～28周首先检测空腹血糖。	（1）抗D滴度检测（Rh血型阴性者）。 （2）子宫颈分泌物检测胎儿纤连蛋白水平（子宫颈长度为20～30 mm者）。

续表

检查次数	健康教育及指导	常规保健	必查项目	备查项目
第5次检查（29～32周）	（1）分娩方式的指导。 （2）开始注意胎动或计数胎动。 （3）母乳喂养指导。 （4）新生儿护理指导。	（1）询问胎动，阴道出血、宫缩、饮食、运动情况。 （2）体格检查：同妊娠14～19周⁺⁶产前检查，胎位检查。	（1）血常规。 （2）尿常规。 （3）超声检查：胎儿生长发育情况，羊水量、胎位、胎盘位置等。	无
第6次检查（33～36周）	（1）分娩前生活方式的指导。 （2）分娩相关知识（临产的症状、分娩方式指导、分娩镇痛）。 （3）新生儿疾病筛查。 （4）抑郁症的预防。	（1）询问胎动，阴道出血、宫缩、皮肤瘙痒、饮食、运动、分娩前准备情况。 （2）体格检查：同妊娠29～32周产前检查。	尿常规	（1）妊娠35～37周B族链球菌筛查：具有高危因素的孕妇（如合并糖尿病、前次妊娠出生的新生儿有B族链球菌感染等），取直肠和阴道下1/3分泌物培养。 （2）妊娠32～34周肝功能、血清胆汁酸检测（妊娠期肝内胆汁淤积症高发病率地区的孕妇）。 （3）妊娠32～34周后可开始电子胎心监护（高危孕妇）。 （4）心电图复查（高危孕妇）。

续表

检查次数	健康教育及指导	常规保健	必查项目	备查项目
第7～11次检查（37～41周）	（1）分娩相关知识（临产的症状、分娩方式指导、分娩镇痛）。 （2）新生儿免疫接种指导。 （3）产褥期指导。 （4）胎儿宫内情况的监护。 （5）妊娠≥41周，住院并引产。	（1）询问胎动、宫缩、见红等。 （2）体格检查：同妊娠30～32周产前检查。	（1）超声检查（评估胎儿大小、羊水量、胎盘成熟度、胎位，有条件可检测脐动脉收缩期峰值和舒张末期流速之比等）。 （2）无应激试验检查（每周1次）。	子宫颈检查及子宫颈检查

2. 血清学指标

血清学指标包括 AFP、HCG、妊娠相关血浆蛋白 A（pregnancy associated plasma protein-A，PAPP-A）、非结合雌三醇、抑制素 A 等。

（1）AFP 是一种胎儿来源的糖蛋白。母体血清中的浓度随着妊娠周数而增加。唐氏综合征胎儿母血清中的 AFP 值偏低，且随孕周增加的水平较慢，所以可以用 AFP 作为指标对唐氏综合征进行筛查。AFP 是最早用于对唐氏综合征进行筛查的血清学指标。

（2）HCG 是胎盘合体滋养细胞分泌的一种糖蛋白激素。在妊娠早期 HCG 增加迅速，至 8 ～ 10 周时达高峰，持续约 2 周后下降。唐氏综合征胎儿母血中 HCG 呈现持续上升状态，因此可以用作产前筛查的指标。

（3）PAPP-A 也是胎盘合体滋养层细胞分泌的。在未受累妊娠中，母体血清中的 PAPP-A 水平在妊娠早期增长速度迅速，在妊娠中期的增长速度则较慢。受唐氏综合征影响的妊娠中，血清 PAPP-A 一般会下降；就下降速度而言，妊娠早期要大大超过孕中期。因此被用作妊娠早期对唐氏综合征进行筛查的指标。

（4）非结合雌三醇在妊娠 10 周以后主要由胎儿 - 胎盘单位合成，进入母体循环。在唐氏综合征受累的妊娠中，母体血清中的非结合雌三醇水平较正常妊娠降低，因此非结合雌三醇被用作在妊娠中期进行唐氏综合征筛查的指标。

3. 超声学指标

（1）胎儿颈项透明层是孕 11 ～ 14 周时在胎儿颈后皮肤下液体生理性聚集的超声定义。正常情况下，胎儿颈项透明层厚度是随着胎儿头臀长的增加而增加的，唐氏综合征的胎儿颈项透明层较同孕周正常胎儿增厚。相对于其他指标，胎儿颈项透明层是妊娠早期筛查灵敏度最高的独立指标，假阳性率为 5% 时，检出率达 65%；结合孕妇年龄后检出率仍可达 75% 左右。

（2）对于筛查唐氏综合征有意义的指标还包括胎儿鼻骨缺如、上颌骨长度、三尖瓣反流等，在妊娠中期一些超声软指标如肠管强回声、肾盂扩张等对唐氏综合征的风险评估也存在一定的影响。

（二）开放性神经管缺陷

开放性神经管缺陷系因致畸因素作用于胚胎阶段早期导致神经管关闭缺陷而造成的，最常见的类型是无脑儿和脊柱裂。神经管缺陷是造成胎儿、婴儿死亡和残疾的主要原因之一。各地区的发病率差异较大，我国北方地区高达 6% ～ 7%，占胎儿畸形总数的 40% ～ 50%，而南方地区的发病率仅为 1% 左右。

无脑儿表现为胎儿颅骨与脑组织的缺失，是致死性的畸形，如果孕期没有被发现，可以持续妊娠达足月；脊柱裂则表现为部分椎管未完全闭合，根据类型不同可以有或无神经症状，严重者表现为下肢截瘫。

针对开放性神经管缺陷的筛查主要通过血清学及超声筛查进行。

1. 血清学筛查

开放性神经管缺陷除了经超声的影像学检查直接发现，也可经孕妇血中 AFP 含量进行筛查。约 95% 的神经管缺陷患儿无家族式，但约 90% 的孕妇血清喝羊水中的 AFP 水平升高。这是因为当胎儿为开放性神经管畸形时，脑脊液中 AFP 可以直接进入羊水，使羊水中的 AFP 水平升高，孕妇血中 AFP 水平随之升高。因此可运用检测孕妇血中 AFP 水平作为一种筛查方法，间接判断胎儿罹患开放性神经管畸形的风险程度。

2. 超声筛查

99% 的神经管缺陷可通过妊娠中期的超声检查获得诊断，因此孕妇血清 AFP 水平升高但超声检查结果正常者，可不必抽取羊水监测 AFP。

（三）胎儿结构畸形

对于出生缺陷的低危人群可在妊娠 20 ～ 24 周期间通过超声对胎儿各器官进行系统的筛查。可以发现胎儿结构畸形有无脑儿、严重脑膨出、严重开放性脊柱裂、严重胸腹壁缺损并内脏外翻、单腔心、致死性软骨发育不良等。

建议所有孕妇在此时期均进行 1 次系统胎儿超声检查，妊娠中期产前超声胎儿畸形的检出率为 50% ～ 70%。漏诊的主要原因：①母体因素，如孕周、羊水胎位、母体腹壁等；②部分胎儿畸形的产前超声检出率极低，如房间隔缺损、室间隔缺损、耳畸形、指（趾）异常、肛门闭锁、食管闭锁、外生殖器畸形、闭合性脊柱裂等；③部分胎儿畸形目前还不能为超声所发现，如甲状腺缺如、先天性巨结肠等。

三、产前诊断

产前诊断是采用细胞遗传学、分子生物学、生物化学，以及临床的 B 超、核磁共振等手段，通过有创伤及无创伤的检查方法以获取胚胎或胎儿的信息进行分析，对胚胎或胎儿是否患有某种染色体病、单基因等遗传性疾病等或先天性畸形做出最后诊断。

（一）产前诊断对象

（1）35 岁以上的高龄孕妇。

（2）产前筛查结果属于高危的人群。

（3）生育过染色体异常儿的孕妇或夫妇一方有染色体异常者。

（4）有不良妊娠史者，包括自然流产、死产、新生儿死亡、畸胎等或特殊致畸因子（如大剂量化学毒剂、辐射或严重病毒感染）接触史。

（5）曾生育过或者家族中有某些单基因病，并且这些疾病的产前诊断条件已经具备。

（二）产前诊断的应用

1.胎儿结构检查的产前诊断

（1）产前诊断超声：指针对产前超声筛查发现的胎儿异常进行有系

统的，有针对性的检查，并提供影像学的诊断，如针对性胎儿心脏超声颅脑超声、泌尿生殖系统超声、骨骼系统超声等。

（2）磁共振检查：具有较高的软组织对比性、高分辨率、多方位成像能力和成像视野大等优点，为产前诊断胎儿结构异常的有效补充手段。目前磁共振不作为常规筛查方法，只在超声检查发现异常，但不能明确诊断的胎儿，或者通过磁共振检查以发现是否存在其他结构异常。对于羊水过少、孕妇肠道气体过多或过于肥胖者，超声检查显示胎儿解剖结构较差，应用磁共振检查较理想。磁共振检查没有电离辐射，安全性较高，目前尚未发现有磁场对胎儿造成危害的报道。为进一步确保胎儿安全，对妊娠3 个月以内的胎儿不做磁共振检查。

2. 胎儿遗传疾病的产前诊断

遗传疾病的产前诊断技术是避免遗传病患者出生的重要环节，主要包括胎儿组织的取样技术及实验室技术。

（1）取样技术：根据取样途径包括有创取样技术和无创取样技术，有创取样技术包括羊膜腔穿刺术、绒毛穿刺取样、经皮脐血穿刺取样等，无创取样技术指通过孕妇外周血获取胎儿 DNA、RNA 或胎儿细胞进行产前诊断及种植前的产前诊断。

（2）实验室技术：是指对各种来源的胎儿组织进行遗传学检查，包括细胞遗传学技术、生化遗传学技术、分子遗传学技术等。

孕期胎教多了解

现代医学证实胎儿确有接受教育的潜在能力，主要是通过中枢神经系统与感觉器官来实现的。孕 26 周左右胎儿的条件反射基本上已经形成，在此前后，对胎儿进行听觉、视觉、触觉、运动、记忆等多方面的训练，能促进胎儿的大脑神经细胞增殖，同时又可使胎儿的生理和心理得到合理的训练和发展，为出生后的早期教育奠定良好的基础。目前被广泛采用的胎教方法主要包括以下几种。

一、音乐胎教法

优美的音乐对胎儿的大脑能产生良性的刺激。从孕 16 周起便可有计划地实施。每日 1 ～ 2 次，每次 15 ～ 20 分钟，选择在胎儿觉醒有胎动时进行。一般在晚上临睡前比较合适。音乐可以通过音箱直接播放，音箱应距离孕妇 1 米以外，音响强度在 65 ～ 70 分贝为宜。

孕妇应选择舒缓轻柔或欢快相间的音乐作为胎教音乐，如一些潺潺流水声、虫鸣鸟啼声，在音乐中伴随丰富的联想，会使孕妇的心情感到愉快与放松。优美的音乐能使孕妇分泌更多的乙酰胆碱等物质，改善子宫的血流量，促进胎儿的生长发育，还能使胎儿在子宫内安稳平静。音乐的节律性振动对胎儿的脑发育也是一种良好的刺激，有利于胎儿的智力发育。孕期应尽量避免选择摇滚乐等节奏较强的音乐，父母的歌声是胎儿喜欢的良好的刺激，能促使胎儿大脑健康发育，也是父母与胎儿建立最初感情的最佳通道。孕中期可选择胎动较多时听音乐或唱歌，每次不宜超过 15 分钟。

二、语言胎教法

妊娠 20 周，胎儿的听觉功能已经完全建立。母亲的说话声不但可以传递给胎儿，而且胸腔的振动对胎儿也有一定影响。因此孕妇要特别注意自己说话的音调、语气和用词，以便给胎儿一个良好的刺激。语言胎教最好由父母双方共同参与，因为男性的低音比较容易传入子宫，是一种良性的音波刺激。

父母可以给胎儿起一个中性的乳名，经常呼唤可增强胎儿出生后对周围环境的安全感。同时，父母把胎儿当作一个懂事的孩子，经常和他说话、聊天或唱歌给他听，不仅能增加夫妻间的感情，还能把父母的爱传递给胎儿，有利于父母角色的顺利转变，更对胎儿的情感发育具有莫大益处。

语言胎教的内容不宜复杂，最好在 15 分钟内反复重复一两段话，以便使胎儿大脑皮层产生深刻的记忆。语言胎教应选择在胎动较活跃时，说话的声音应柔和，语速应缓慢，内容简单且反复重复，让宝宝感觉轻松和谐。

三、光照胎教法

胎儿的视觉较其他感觉功能发育缓慢。妊娠 27 周以后胎儿的大脑才能感知外界的视觉刺激；妊娠 30 周以前，胎儿还不能凝视光源，直到妊娠 36 周，胎儿对光照刺激才能产生应答反应。

因此，从妊娠 24 周开始，每日定时在胎儿觉醒时用手电筒（弱光）作为光源，照射孕妇腹壁的胎头部位，每次 5 分钟左右，结束前可以连续关闭、开启手电筒数次，以利胎儿的视觉发育。但切忌强光照射，同时照射时间也不能过长。

四、抚摩胎教法

婴幼儿天性需要爱抚，父母双手轻轻地抚摩会引起胎儿一定的条件反射，从而激发胎儿活动的积极性，形成良好的触觉刺激，通过反射性躯体蠕动，促进胎儿大脑功能的协调发育。抚摩胎教宜从妊娠 12 周开始，直至分娩都应坚持进行。

孕妇每晚睡觉前先排空膀胱，平卧在床上放松腹部，用双手由上至下，从右向左，轻轻地抚摩胎儿，每次持续 5 ～ 10 分钟。经过抚摸的胎儿出生后肢体肌肉强健，抬头、翻身、坐、爬、行走等动作发育有所提前。但应注意抚摩要轻柔，切忌粗暴，一旦胎儿出现躁动不安，应立即停止刺激，轻轻抚摩，以免发生意外，具体方法如下。

（1）每天睡前进行：孕妇仰卧放松，双手放在腹壁上捧住胎儿从上至下、从左至右地抚摩胎儿，反复 10 次后，用食指或中指轻轻抚压胎儿，然后放松。

（2）妊娠 24 ～ 28 周时，孕妇能摸出胎儿体形，可进行推晃锻炼，即轻轻推动胎儿，使之在腹中"散步"。

（3）抚摩胎教要求定时进行，开始每周 3 次，以后根据具体情况逐渐增多，每次时间 5 ～ 10 分钟为宜。

（4）抚摩胎教同时配以轻松愉快的音乐，效果更佳。

孕妈妈需要注意哪些问题

一、妊娠期自我监护

（一）胎心

1. 什么是胎动

胎动是指胎儿在子宫腔里的活动冲击到子宫壁的动作。一般初产妇在妊娠 18 ～ 20 周（经产妇可提前）开始可明显感到胎儿的活动，胎儿在子宫内伸手、踢腿、冲击子宫壁，这就是胎动。胎动是胎儿在妈妈子宫内的活动。正常胎动是胎儿向母亲报平安的一封特殊"信号"，也是胎儿情况良好的一种表现。

胎动最早从 18 周开始感觉到，以后日渐增加，38 周时胎动到达高峰，而后又有减少。在一昼夜中，胎动的次数、强弱也有一定规律。通常上午 8：00 ～ 12：00，胎动均匀，以后逐渐减少；下午 14：00 ～ 15：00，胎动最少；至晚上 18：00 ～ 22：00，胎动频繁。

2. 如何自数胎动

数胎动时孕妇应取卧位或坐位，思想注意力，可在纸上做记录以免遗漏。若连续胎动或在同一时刻感到多处胎动，只能算作 1 次，隔开 5 分钟再动算另 1 次。

每天早、中、晚固定时间各数 1 小时，每小时 > 3 次，或者每日连续测胎动 2 小时，> 6 次，反映胎儿情况良好。也可将早、中、晚 3 次胎动次数的和乘以 4，即为 12 小时的胎动次数。如 12 小时胎动达 30 次以上，反映胎儿情况良好；20 ～ 30 次，应提高警惕；少于 20 次或比以前减少一半或胎动频繁，说明胎儿异常，应及时到医院就诊；如果胎动少于 10 次，则提示胎儿宫内缺氧。

（二）预产期

预产期就是预测分娩的日期，是对分娩日期的大体估计。在临床上对胎儿分娩的实际时间比预产期提前 2 周或拖后 2 周都视为足月妊娠。一般说来女性朋友的受孕日期也就是排卵日期。比如女性的正常月经周期为 28 日，其排卵日期是在月经周期的第 14 日。如果月经周期缩短，排卵也就提前；月经期延期后，排卵期也就推迟。排卵期受各种因素的影响，如气候的改变、情感的波动、疾病等影响。

1. 根据末次月经来潮计算

为了方便计算分娩日期，临床上是从末次月经的第 1 天来潮进行计算。

具体计算方法：年加 1，月减 3（月份 ≤3 者加 9），日加 7。例如，某孕妇末次月经来潮的第 1 天是 2000 年 8 月 12 日，预产期为年份 2000 ＋

1 = 2001，月份 8 − 3 = 5，日数 12 + 7 = 19，这样计算的结果预产期是 2001 年 5 月 19 日。

2. 根据早孕反应出现的时间推算

一般反应（恶心、呕吐等）在停经 5 ～ 6 周出现，预产期可为出现早孕反应日再加 34 周。

3. 根据胎动出现的日期推算

通常孕妇自觉胎动出现在孕 18 周左右，按胎动出现的时间推算，胎动出现再加 20 周。

4. 根据子宫大小的算法

月经周期不正常的孕妇，在分娩或刮宫后没有月经又怀孕的孕妇，根据子宫体的大小也可以大体做出判断。

一般在怀孕 3 个月时，前位子宫可以在耻骨联合上缘触及，怀孕 4 个月宫底在耻骨联合与脐之间，怀孕 5 个月宫底平脐，怀孕 6 个月宫底脐上 2 个横指，怀孕 8 个月宫底脐与剑突中间，怀孕 9 个月宫底达剑突以下，怀孕 10 个月由于胎先露入盆而宫底下降，多在脐与剑突间。如有条件可用带尺和盆骨测量更为准确。

5.B 超检查

B 超检查可以较准确的确认分娩日期，误差一般在 1 周左右。

二、妊娠期性生活

对于绝大多数孕妇来说，孕期适宜的性生活是安全的。而且，它所换来的不仅仅是夫妇双方的性满足和感情上的和谐，而且有助于孕妇保持愉快、稳定的情绪，从而有利于腹中的胎儿。科学研究结果也表明，适宜而有节制的性生活对胎儿并无显著的影响，除了临产前的一个月内性生活应该禁忌之外，其余时间内孕妇可以而且应该过性生活。

（一）妊娠早期

由于孕妇可能存在早孕反应，又考虑胎儿的问题，孕妇的性欲和性反应受到抑制，丈夫应该想到这点，要爱护和体谅妻子。这个时期胎盘还没有完全形成，处于不稳定状态，具有把胎儿维护在子宫里的功能的孕激素的分泌还不充分，因此是最容易发生流产的时期。所以性交次数应比平时减少，也要减少刺激。

同时，男性应注意不要压迫孕妇的身体，特别是腹部。孕妇采取将两腿伸直的伸张位，使男性的生殖器不能插入很深，也是理想的。性交高潮时，要注意慢慢地抽动，进行中不要频繁交换体位。

（二）妊娠中期

此时胎盘已形成了，胎儿在子宫内也稳定下来了，流产的危险就比初期小了。孕妇的早孕反应消失，性器官的分泌物也增多了，是性感较高的时期，因此可以愉快地过适度的性生活。但不能与非妊娠期完全相同，在次数和结合方面都要节制。

腹部越来越大，注意不要压迫腹部。而且由于性感高潮引起子宫收缩，有诱发流产的可能性。所以孕妇本人自身的调节也是极其重要的。此外，丈夫也应注意不要刺激乳头。性交的体位，采用前侧位、前座位、侧卧位较好。但要注意男性的生殖器仍然不要插入太深，动作不要太剧烈等。

（三）妊娠晚期

在孕妇的腹部膨胀较大的 8 个月的时候，可能出现腰痛、身体懒得动弹、性欲减退。比妊娠中期要减少次数，性交的时间也要缩短。这个时期，最好采用丈夫从背后抱住孕妇的后侧位，这样不会压迫腹部，也可使孕妇的运动量减少。子宫在中期以后容易收缩，因此要避免给予机械性的强刺激。

妊娠 10 个月时要停止性交。离分娩还有 4 周的这个时期，是最重要的时期。由于性交造成早产的可能性极高，因为子宫口容易张开，很容易引起细菌感染。对于丈夫来说，是应该忍耐的时期，只限于温柔地拥抱或亲吻，禁止具有强烈刺激的行为。

（四）注意事项

（1）妊娠期由于孕妇的阴道和子宫黏膜血管充血、变粗，容易受伤和出血，因此要慎重，不能用不合理的体位进行性交或粗暴地进行性交。对于性生活造成的细菌感染也要注意。妊娠期分泌物增多，外阴部不仅容易溃烂，而且对细菌的抵抗力也减弱，被细菌感染，症状如加重就有流产的危险。所以平时要注意保持局部的清洁，同时在性行为前必须特别注意。关于这一点，丈夫方面也应同样注意。

（2）妊娠期应避免的体位。首先，不要给孕妇的肚子增加负担，其次，不要给予子宫以直接的强烈的刺激。从这点考虑一定要避免骑乘位和屈曲位。女性骑在仰卧的男性身上的姿势是骑乘位，这种体位不压迫腹部这点虽然可取，但男性的生殖器插入很深，将子宫顶上去不好；屈曲位也就是和正常位相同，但是女性把腿高高抬起来的这种刺激强的体位也要避免。

三、乳房护理

（一）为什么要进行乳房护理

（1）孕期乳房护理可以促进乳腺的发育，使乳腺导管畅通，有利于产后泌乳。

（2）怀孕期间适宜的乳房护理可以增加孕妇皮肤的弹性，以免乳房松弛下垂。

（3）怀孕后，孕妇乳头皮肤相较之前脆弱了很多。分娩后宝宝吮吸乳汁时，若孩子吮吸姿势不对，乳头很容易发生破裂，哺乳期间会很不舒服，甚至引发乳腺炎或乳腺脓肿等。因此在学习孕期乳房护理的时候，也要关注正确的吮吸姿势。

（4）怀孕后，孕妇乳头上可能会发现结痂状分泌物，这些都是皮脂或者初乳。不及时清理这些物质，可能会堵塞乳腺导管出口，分娩后引起乳汁出口不顺畅，妨碍母乳喂养。

（5）若出现乳头扁平或者凹陷在乳晕，在护理乳房的同时，还应学习矫正乳头扁平和乳头凹陷。

（二）如何进行乳房护理

1. 妊娠早期胸部护理

自妊娠 6～7 周起，孕妇胸部开始慢慢变得更加丰满起来，胸部皮肤的血管也变得明显。乳头也逐渐变大，乳晕颜色也加深。准妈妈会觉得胸部很胀带有疼痛感，碰触后也疼，走路也觉得胸部发沉。该时期乳房护理的方法如下。

（1）环形式胸部按摩法：可以用手轻分别在胸部的上下部分，五指并拢，用打小圆的方式向前推移后接着按摩，直到按摩整个乳房。另外准妈妈可以采用热敷、按摩等方式来缓解乳房的不适感。

（2）选择可调节的内衣：在这个阶段，孕妇千万不能再穿太紧的胸罩了，也不能不穿。一定要选用松紧度适宜的、最好是可调节的胸罩，既要很好地托起乳房，又要避免胸罩过紧摩擦乳头，产生不适，并且随着乳房和胸围的增长，进行适当地调节。在睡觉或休息的时候，最好是取下胸罩，这样有利于乳腺的血液循环。

2. 妊娠中期乳房护理

妊娠 5 个月时开始，乳房会持续增大，不适感消失，乳头凹陷的症状开始出现，这会给产后哺乳带来极大的困难。为了防止哺乳期的乳头由于娇嫩、敏感而经不住宝宝的吮吸，致使胸部疼痛、奇痒无比，孕妇要做好胸部护理工作。

（1）用温水清洁胸部：妊娠 5～6 个月时，每天需要用温水及干净毛巾清洗一次乳头，需要将乳头上的分泌物清洗干净。接着还可以在乳头上抹点婴儿油，来增加胸部的弹性和承受刺激力。

（2）指压式胸部按摩法：有些孕妇会有乳头内陷的问题，对此专家指出可以把2个大拇指放在靠近凹陷乳头的部位，适度用力下压乳房，以突出乳头，然后逐渐从乳晕的位置向外推，每日清晨或入睡前做4～5次，待乳头稍稍突起后，用拇指和食指轻轻捏住乳头根部，向外牵拉。在纠正乳头时，应先将双手洗净，指甲修剪整齐，不要留长指甲，以免划伤肌肤。

（3）更换大码的内衣：孕妇的内衣尺码加大了一个码甚至更大，应该及时替换。

3.妊娠晚期胸部护理

妊娠晚期孕妇胸部增大的速度减慢了。这时的乳房护理除了正常的清洁外，还可以适当进行乳房的按摩。

（1）螺旋式按摩法：一只手托住乳房，另一只手的食指、中指放在乳房上方，用打小圆圈的方式从乳房根部方向按摩。接着再对乳房的侧面及下方进行按摩。

（2）选穿宽肩带的胸罩：妊娠晚期为了能更好地拉起乳房的重量，选用的胸罩一定不能压迫乳房，肩带也必须是宽的。建议选择全罩杯包容性好的款式，最好有侧提和软钢托的胸罩，可以将乳房向内侧上方托起，防止外溢和下垂。乳头变得敏感脆弱，且可能有乳汁分泌，必要时可以选用乳垫来保护。

四、妊娠纹

（一）什么是妊娠纹

妊娠纹主要是由妊娠期荷尔蒙的影响，加上孕妇腹部膨隆使皮肤的弹力纤维与胶原纤维损伤或断裂，腹部皮肤变薄变细，出现的一些宽窄不同、长短不一的粉红色或紫红色的波浪状花纹。分娩后，这些花纹会逐渐消失，留下白色或银白色的有光泽的瘢痕线纹。

妊娠纹主要出现在腹壁上，也可能出现在大腿内外侧、臀部、胸部、后腰部及手臂等处。初产妇最为明显，一旦出现妊娠纹就不会消失，并伴随皮肤松弛、乳房下坠、腹部脂肪堆积。

（二）如何预防妊娠纹

1. 一般预防方法

避免妊娠纹要从平时的保养开始，注意孕前和孕后的保健工作。虽然大部分孕妇会产生妊娠纹，但如果加强产前保养，则可以大大减少妊娠纹产生的概率，至少可以把妊娠纹的影响程度减到最小。

孕前注意锻炼身体，多吃富含蛋白质的食物，增强皮肤的弹性。怀孕后保持适度运动和均衡营养，避免体重增长过多。淋浴时水温不宜过高，可以用微凉于体温的水冲洗腹部，并轻轻按摩腹部皮肤，从而增强皮肤弹性。具体可以从以下几个方面做起。

（1）均衡饮食：怀孕期间应补充丰富的维生素及矿物质。由于胶原纤维本身是蛋白质所构成，所以可以多摄取含丰富蛋白质的食物，避免食物油、甜、咸过多的食品。

（2）体重增长：怀孕时控制体重增长的幅度对预防妊娠纹的形成也有一定影响。

（3）使用托腹带：可以承担腹部的重力负担，减缓皮肤过度的延展拉扯。

（4）要注意锻炼身体，坚持冷水擦浴，增强皮肤的弹性。

2. 减轻妊娠纹的方法

控制体重，均衡营养可以减轻妊娠纹的严重程度，同时腹部护肤品的应用也很重要。护肤品可以是专门针对妊娠纹设计的油状或膏状的产品，也可以是橄榄油等。腹部护肤品要坚持每天涂抹并适度按摩。

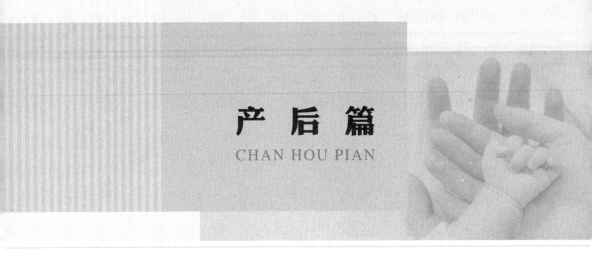

新生儿都要经历的疾病筛查

新生儿疾病筛查是指通过相对简便的检查方法，对某些危害严重但可以采取防治措施的新生儿疾病进行较大群体过筛，使这些疾病在临床症状尚未表现之前或表现轻微时，得到早期诊断，早期治疗，避免重要脏器发生不可逆性损害所导致的死亡或生长智能发育落后。因此，新生儿疾病筛查已成为降低新生儿患病率和后遗症发生率、提高人口质量的一项极其重要的公共卫生政策。

一、新生儿遗传代谢性疾病筛查

新生儿遗传代谢病筛查是指对某些遗传代谢性疾病在新生儿期进行筛查，做到早期诊断、早期治疗。新生儿疾病筛查最早是从遗传代谢病筛查开始，目前我国规定，所有新生儿出生后都要纳入遗传代谢病筛查。主要筛查疾病有先天性甲状腺功能减低症、苯丙酮尿症，根据地域特点不同，有些地区还增加筛查病种，如先天性肾上腺皮质增生症、葡萄糖 -6- 磷酸脱氢酶缺乏症等。

（一）先天性甲状腺功能减低症

先天性甲状腺功能减低症是一种由于甲状腺先天性发育异常，导致甲状腺激素合成不足，引起生长延缓、智力落后。民间俗称"呆小病"。国内每 3 000 ～ 4 000 个婴儿就有 1 名该病患者，部分偏远地区的发病率明显高于平均水平，每年全国范围出生近 5 000 位患儿。

多数先天性甲状腺功能减低症患儿在新生儿期无症状，或者有黄疸延迟、便秘、腹胀等，不容易引起家长甚至医师的注意而延误诊断和治疗，最终导致脑发育异常。若出生后立即采用药物替代疗法，即患病婴儿尽早口服甲状腺激素药物，可避免智能障碍的发生，治疗时间越晚，对患儿的生长和智力影响程度越重。如果宝宝得了此病，父母只需要坚持带宝宝至儿童专科医院内分泌科定期随访检查，按时服药，就可以和正常孩子一样健康成长。

（二）苯丙酮尿症

苯丙酮尿症是由于患儿体内缺乏某种特殊的酶，无法消化代谢食物中一种称为苯丙氨酸的物质，从而导致其积累并对大脑发育产生危害。如果不及时发现并进行治疗，会导致严重智力发育障碍。国内大约每 11 000 个婴儿中有一个苯丙酮尿症患儿。每年全国范围出生的苯丙酮尿症患儿有接近 1 500 位。患儿刚出生时外表没有异常，出生 3 个月左右开始出现头发变黄，小便有难闻的臭味，以后会出现智能障碍，甚至抽搐。饮食治疗是本病的主要治疗手段，即控制苯丙氨酸的摄入，部分患儿需要药物治疗。通过特殊的饮食计划得到早期治疗，以预防严重的残障，提高患儿的生活质量。

（三）葡萄糖-6-磷酸脱氢酶缺乏症

葡萄糖 -6- 磷酸脱氢酶缺乏症是一种常见的先天性代谢异常疾病，患者在某些诱因（如药物或食入蚕豆等）促使下发生急性溶血性贫血或高胆红素血症，故又称"蚕豆病"。我国南方地区属高发地区（特别是广东广西地区），在男性中的发病率为 5% ～ 10%。新生儿期患儿发病可导致胆红素脑病而遗留智能落后；急性溶血患儿可出现休克、急性肾衰等症状。经新生儿疾病筛查确诊后，采取禁用诱发溶血的药物和食物等有效措施可明显降低发病率。

（四）先天性肾上腺皮质增生症

先天性肾上腺皮质增生症是一组常染色体隐性遗传性疾病。由于皮质激素合成过程中所需酶的先天缺陷所致，其中 21- 羟化酶缺乏是最常见的类型。临床上分为失盐型和单纯男性化型。失盐型后果严重，如未被及时诊断治疗，可在新生儿期急性死亡；单纯男性化型为雄激素升高，女婴表现为外生殖器两性畸形，男婴表现为假性性早熟。

二、新生儿听力筛查

新生儿听力障碍的发生率为 1‰ ～ 3‰，婴幼儿时期的听力损失，即使是轻度也可导致其在行为等方面明显的生理障碍。儿童听力和言语发育障碍程度与听力损失发病年龄密切相关，听力损失如果不能得到及时发现和干预，不仅会导致聋哑、言语发育迟缓，还会造成儿童情感、心理和社会交往等能力的发育迟缓，给家庭和社会造成沉重的负担。听力筛查在新生儿出生 48 小时后，即可进行筛查。新生儿听力筛查技术是实现听力障碍早期发现、早期诊断和早期干预的有效途径。

（一）新生儿听力筛查时间

1. 初步筛查过程

初筛为新生儿生后 3 ～ 5 天住院期间的听力筛查。

2. 第 2 次筛查过程

第 2 次筛查过程即复筛，出生 42 天内的婴儿初筛没"通过"，或初筛"可疑"，甚至初筛已经"通过"但属于听力损失高危儿如重症监护病房患儿，均需要进行听力复筛。

（二）新生儿听力筛查对象

新生儿听力筛查对象主要有 2 种：一是所有出生的正常新生儿，二是对具有听力障碍高危因素新生儿。听力障碍的高危因素主要包含以下方面。

（1）在新生儿重症监护室 48 小时及以上者。

（2）早产（妊娠 < 26 周），或出生体重低于 1 500 g。

（3）高胆红素血症。

（4）有感音神经性和（或）传导性听力损失相关综合征的症状或体征者。

（5）有儿童期永久性感音神经性听力损失的家族史者。

（6）颅面部畸形，包括小耳症、外耳道畸形、腭裂等。

（7）孕母宫内感染，如巨细胞病毒、疱疹、毒浆体原虫病等。

（8）母亲孕期曾使用过耳毒性药物。

（9）出生时有缺氧窒息史。

（10）机械通气 5 天以上。

（11）细菌性脑膜炎。

（三）新生儿听力筛查方法

首先清洁外耳道，受检儿处于安静状态下，严格按技术操作要求，采用筛查型耳声发射仪或自动听性脑干反应仪进行测试。

（四）诊断

（1）复筛未通过的新生儿应当在出生 3 个月内进行诊断。

（2）筛查未通过的患儿应当直接转诊到听力障碍诊治机构进行确诊和随访。

（3）听力诊断应当根据测试结果进行交叉印证，确定听力障碍程度和性质。疑有其他缺陷或全身疾病患儿应到相关科室就诊；疑有遗传因素致听力障碍应到具备条件的医疗保健机构进行遗传学咨询。

三、新生儿眼底筛查

新生儿时期的儿童眼底疾病很多，包括早产儿视网膜病变、新生儿眼足底出血、视盘水肿、永存性原始玻璃体增生症、视表神经萎缩、家族性渗出性玻璃体视网膜病变、视网膜母细胞瘤、弓形虫病性视网膜脉络膜炎等。有"早产儿视网膜病变"是目前儿童盲的首要原因，也是国际上公认的需要做筛查的新生儿眼底疾病。

（一）新生儿眼底筛查对象

眼底筛查的新生儿主要包括出生体重＜ 2 000 g 的早产儿和低出生体重儿；具有眼病高危因素的新生儿，应当在出生后尽早由眼科医师进行检查，但不特指眼底筛查；健康儿童应当在生后 28 ～ 30 天进行首次眼病筛查，主要内容为光照反应检查，以发现眼部结构异常，健康儿童的新生儿眼病普筛并不包含眼底筛查，有条件的地区可增加与儿童年龄相应的其他眼部疾病筛查和视力评估。

（二）新生儿眼底筛查方法

1. 双目间接检眼镜操作方法

（1）检查前禁食 1 ～ 2 小时，检查前 1 小时患儿双眼滴复方托吡卡胺滴眼液，每 5 分钟 1 次，共 5 次。

（2）在暗室中，被检查者平卧于检查台，由助手双手夹持面颊两侧，固定好头位，绘图纸平放在一侧，检查者站立于检查台的床头方向，戴上双目间接检眼镜头盔，扭紧头带，接通电源，调适好检眼镜，一手持物镜一手可以握住巩膜压迫器。

（3）浏览整个眼底：首先应该联系带着呈现眼底的物镜做很小的水平横向运动，运动中保持眼底图像在物镜中不消失。重点观察与全面浏览相结合，既要重点检查病灶，又要浏览整个眼底。发现病灶时，准确将其画在眼底图上。病变大小按视盘直径估计，位置以时钟方位及距离标志线的距离来确定。

（4）检查中周部眼底时，围绕被检查者的头部移动位置，手持的物镜随之移动，可联合巩膜压迫法。

（5）检查结束，取出开睑器，双眼滴左氧氟沙星滴眼液或加替沙星眼用凝胶预防感染。

2. 广角眼底照相机操作方法

（1）检查前禁食 1 ～ 2 小时，检查前 1 小时患儿双眼滴复方托吡卡胺滴眼液，每 5 分钟 1 次，共 5 次。检查之前 10 分钟双眼滴起效快、维持时间短的眼用表面麻醉剂，每 5 分钟 1 次，共 2 次。

（2）开机，准确输入个人资料，按流程输入患者相关信息，进入检查界面，消毒探头。

（3）患儿取平卧位，由助手双手夹持面颊两侧，固定好头位。

（4）用小儿专用开睑器撑开眼睑，用含有效安全抗生素的眼用凝胶作为耦合剂涂在结膜囊内角膜表面。

（5）右手手掌呈 C 形握住探头头部，垂直平放在患儿角膜表面，调整探头焦距，使眼底后极部图像清晰，轻微移动探头向 5 个象限进行眼底检查，可采取抓拍、录像 2 种形式记录，切记勿用力压眼球，导致眼心反射，密切留意患儿生命体征。

（6）检查结束，取出开睑器，擦干耦合剂，消毒探头。

预防接种知多少

预防接种是公认的最有效的、最可行的、特异的初级预防措施，具有有效、经济、方便的优点。只有严格按照合理程序实施接种，才能充分发挥疫苗的免疫效果，才能使宝宝获得和维持高度免疫水平，逐渐建立完善的免疫屏障，有效控制相应传染病的流行。

一、乙型肝炎疫苗

感染乙型肝炎病毒的年龄是影响乙肝慢性化的最主要因素，新生儿及1岁以下婴儿的乙型肝炎病毒感染慢性化风险为90%。

（一）临床特征

婴儿感染多表现为亚临床过程，出生时多无症状，部分患者可出现黄疸（早期呈阻塞性黄疸的表现）、发热、肝大、食欲欠佳。

成人感染容易出现低热、乏力、食欲减退、恶心、呕吐、厌油、腹胀、肝区疼痛、尿色加深如浓茶样等，部分患者可出现大便颜色变浅、皮肤瘙痒、肝区压痛、叩痛等。

（二）接种建议

乙型肝炎疫苗接种对象为新生儿、儿童和其他易感人群。新生儿在出生后24小时内接种第1剂，第2剂在1月龄时接种，第3剂在6月龄时接种。接种部位和途径分别为上臂三角肌，肌内注射。

（三）不良反应

1. 常见不良反应

一般接种疫苗后 24 小时内，在注射部位可出现疼痛和触痛，多数情况下于 2 ～ 3 日内自行消失。

2. 罕见不良反应

一般接种疫苗后 72 小时内，可能出现一过性发热，一般持续 1 ～ 2 日后可自行缓解。接种部位轻、中度的红肿、疼痛，一般持续 1 ～ 2 日后可自行缓解，不需处理。接种部位可出现硬结，一般 1 ～ 2 个月可自行吸收。

（四）注意事项

对于危重症的新生儿，如极低出生体重儿（出生体重＜ 1 500 g 者）、严重出生缺陷、重度窒息、呼吸窘迫综合征等，应在生命体征平稳后尽早接种第 1 剂。

二、卡介苗

接种卡介苗后可增强细胞免疫功能，在新生儿时期进行免疫接种，疫苗的保护可使重症结核减少 90%，在学龄期接种可使重症疾病减少 92%。同时，卡介苗对结核性脑膜炎和粟粒性结核也具有一定的保护性。

（一）临床特征

人体除指甲、牙齿和毛发外，全身其他各部位均可患结核病，约 80% 的患者表现为肺结核。肺结核多数起病缓慢，部分患者可无明显症状，仅在胸部影像学检查时发现。随着病变进展，可出现咳嗽、咳痰、痰中带血或咯血等，部分患者可有反复发作的上呼吸道感染症状。肺结核还可出现全身症状，如盗汗、疲乏、间断或持续午后低热、食欲不振、体重减轻等。少数患者起病急骤，有中、高度发热，部分伴有不同程度的呼吸困难。

（二）接种建议

出生时接种 1 剂，上臂外侧三角肌中部略下处，皮内注射，未接种卡介苗的＜ 3 月龄儿童可直接补种。3 月龄～ 3 岁儿童对结核菌素纯蛋白衍生物或卡介菌蛋白衍生物试验阴性者，应予补种，≥4 岁儿童不予补种。

（三）不良反应

1. 常见不良反应

接种卡介苗后 2 周左右，局部可出现红肿浸润，若随后化脓，形成小溃疡，一般 8 ～ 12 周后结痂，属于卡介苗的正常反应，一般不需处理，但要注意局部清洁，防止继发感染。

（1）脓疱或浅表溃疡：可以涂 1% 甲紫，使其干燥结痂，有继发感染者，可在创面撒布消炎药粉，不要自行排脓或揭痂。局部脓肿和溃疡直径超过 10 mm 及长期不愈（＞ 12 周），应及时诊治。对于局部反应，受种者监护人需注意观察。

（2）淋巴结炎：接种侧腋下淋巴结（少数在锁骨上或对侧腋下淋巴结）可出现轻微肿大，一般不超过 10 mm，1 ～ 2 个月后消退。如遇局部淋巴结肿大软化形成脓疱，应及时诊治。接种疫苗后可出现一过性发热反应，其中大多数为轻度发热，持续 1 ～ 2 日后可自行缓解，一般不需处理；对于中度发热或发热时间超过 48 小时者，可给予对症处理。

2. 罕见不良反应

严重淋巴结炎在临床上分为干酪型、脓肿型、窦道型等。接种处附近如腋下、锁骨上下或颈部淋巴结强反应，局部淋巴结肿大软化形成脓疱，应及时诊治。

（四）注意事项

（1）接种后应在现场留观至少 30 分钟。

（2）接种后 48 小时内接种部位避免沾水。

（3）以下情况者慎用：家族和个人有惊厥史者、患慢性疾病者、有癫痫史者、过敏体质者、哺乳期女性。

（4）早产儿胎龄＞31 孕周且医学评估稳定后，可以接种卡介苗。胎龄≤31 孕周的早产儿，医学评估稳定后可在出院前接种。

三、含脊髓灰质炎成分疫苗

脊髓灰质炎是由脊灰病毒引起的急性肠道传染病，以 5 岁以下儿童发病为主，俗称"小儿麻痹症"。

（一）临床特征

脊灰潜伏期最短 3 日，最长 35 日，一般为 5 ～ 14 日。脊灰病毒感染后，可能出现无症状型（占 90% ～ 95%）、轻型（占 4% ～ 8%）、无麻痹型或麻痹型（占 1% ～ 2%）患者。通常的脊髓灰质炎患者指麻痹型患者，其特征为在无麻痹型临床表现基础上，出现累及脊髓前角灰质、脑和脑神经的病变，导致肌肉麻痹。

（二）接种建议

常规免疫接种程序为 2、3 月龄接种脊髓灰质炎灭活疫苗，4 月龄和 4 周岁接种口服脊髓灰质炎减毒活疫苗。

脊髓灰质炎灭活疫苗注射途径是肌内注射，婴幼儿肌内注射部位为大腿前外侧中部，儿童和青少年为三角肌。口服脊髓灰质炎减毒活疫苗口服接种，糖丸剂型每次 1 粒，液体剂型每次 2 滴。

（三）不良反应

1. 常见不良反应

（1）脊髓灰质炎灭活疫苗：中度一过性的发热十分常见，注射部位局部反应如疼痛、皮肤发红，全身不良反应如烦躁、呕吐、嗜睡、进食障碍、腹泻；注射部位出现的疼痛和触痛多数情况下于 2 ～ 3 日自行消失；轻度发热一般持续 1 ～ 2 日后可自行缓解，不需处理，必要时适当休息，多喝开水，注意保暖，防止继发感染；中度发热或发热时间超过 48 小时者、皮疹出现者必要时应及时就诊。

（2）口服脊髓灰质炎减毒活疫苗：发热、腹泻、烦躁（易激惹）、呕吐等。

2. 罕见不良反应

（1）脊髓灰质炎灭活疫苗：注射部位局部硬结、全身皮疹。

（2）口服脊髓灰质炎减毒活疫苗：感觉异常（刺痛感、四肢发麻）、局部麻痹（轻度瘫痪）、神经炎（神经性发炎）和脊髓炎。

（四）注意事项

以下为疫苗接种慎用情况。

1. 脊髓灰质炎灭活疫苗

有血小板减少症或者出血性疾病者；正在接受免疫抑制剂治疗或免疫功能缺陷的患者；极早早产儿（胎龄不超过 28 周），特别是有呼吸不成熟的既往史；未控制的癫痫和患其他进行性神经系统疾病者。注射后应观察至少 30 分钟。

2. 口服脊髓灰质炎减毒活疫苗

家族和个人有惊厥史者、患慢性疾病者、有癫痫史者、过敏体质者。

四、含百日咳/白喉/破伤风成分疫苗

百日咳是儿童常见传染病，< 1 岁儿童患者数占总患者数的 64.3%，夏秋季高发；白喉由白喉杆菌引起的一种急性呼吸道传染病。以发热，气憋，声音嘶哑，犬吠样咳嗽，咽、扁桃体及其周围组织出现白色假膜为特征，严重者全身中毒症状明显，可并发心肌炎和周围神经麻痹；破伤风可发生于任何年龄段，破伤风重症患者可发生喉痉挛、窒息、肺部感染和器官功能衰竭，在无医疗干预的情况下,病死率接近100%,是一种极为严重的潜在致命性疾病。

（一）临床特征

1. 百日咳

百日咳病程可持续 2 ～ 3 个月，临床特点为阵发性、痉挛性咳嗽，咳嗽终止时伴有鸡鸣样吸气吼声。百日咳多发生于儿童，尤其 5 岁以下儿童；潜伏期 2 ～ 21 日，平均 7 ～ 10 日，典型临床经过可分为 3 个时期。

（1）卡他期：持续 1 ～ 2 周，从起病到阵发性痉咳的出现。初期表现为一般的上呼吸道感染症状，有轻微的咳嗽、喷嚏等。咳嗽开始为单声干咳，3 ～ 4 日后热退，但咳嗽加剧，尤以夜晚为甚。此期传染性最强。

（2）痉咳期：持续 2 ～ 6 周或更久，典型临床表现为阵发性痉挛样咳嗽、鸡鸣样吸气性吼音。痉咳时患儿常常面红唇绀，舌外伸、颈静脉怒张、躯体弯曲等。此期常合并呼吸暂停、肺炎、结膜下出血等并发症，小婴儿可出现惊厥、因缺氧造成的脑病和死亡等严重并发症。

（3）恢复期：持续 2 ～ 3 周，合并肺炎、肺不张等并发症者可持续数月迁延不愈。典型的百日咳临床患者一般出现在未免疫儿童的初次感染，非典型患者一般出现在有百日咳病史或免疫接种史的儿童和成人。

2. 白喉

根据病变部位，白喉可分为呼吸道白喉（包括咽、喉、鼻白喉等，其中咽白喉占全部白喉的80%）和其他部位白喉（如皮肤、伤口、眼结膜白喉等）。白喉潜伏期平均为 2 ～ 5 日，最长可达 10 日。呼吸道白喉主要表现为咽、喉部灰白色假膜和全身毒血症症状，严重者可并发中毒性心肌炎和周围神经麻痹。皮肤白喉可有坏死和溃疡形成，皮损往往经久不愈，预后可有黑色素沉着，患者很少有全身中毒症状。白喉病死率为 5% ～ 10%。

3. 破伤风

破伤风潜伏期通常为 3 ～ 21 日，平均 7 日；感染部位和潜伏期之间有明确的相关性。破伤风典型特征在早期表现为面部肌肉痉挛（牙关紧闭和苦笑），继以背肌痉挛（角弓反张）和突发的全身性强直性癫痫（破伤风痉挛），声门痉挛可诱发猝死。随治疗、年龄和患者总体健康状况的不同，破伤风的病死率为 10% ～ 70%。

（二）接种建议

（1）吸附无细胞百白破联合疫苗（DTaP）：接种对象为 3 月龄～ 6 周岁儿童，分别于 3、4、5、18 月龄各接种 1 剂次。DTaP 接种部位与途径分别为上臂外侧三角肌，肌内注射。

（2）无细胞百白破 b 型流感嗜血杆菌联合疫苗（DTaP-Hib）：接种对象为 3 月龄以上婴幼儿，3、4、5 月龄基础免疫 3 剂次，18 ～ 24 月龄加强免疫 1 剂次。DTaP-Hib 接种部位与途径分别为臀部外上方 1/4 处，肌内注射。

（3）DTaP-IPV/Hib：接种对象为 2 月龄及以上的婴幼儿，推荐 2、3、4 月龄或 3、4、5 月龄进行 3 剂次基础免疫，18 月龄进行 1 剂次加强免疫。DTaP-IPV/Hib 接种部位与途径分别为上臂外侧三角肌或大腿前外侧（中间三分之一处），肌内注射。

（4）白喉破伤风联合疫苗（DT）：接种对象为 12 岁以下儿童，在完成 4 剂次 DTaP 接种后 6 周岁接种 1 剂次。DT 接种部位与途径分别为上臂三角肌，肌内注射。

（5）破伤风疫苗：接种对象主要是发生创伤机会较多的人群，妊娠期女性接种破伤风疫苗可预防产妇和新生儿破伤风。破伤风疫苗接种部位与途径分别为上臂三角肌，肌内注射。

（三）不良反应

1. 常见不良反应

（1）DTaP：注射部位局部可出现红肿、疼痛、发痒。全身反应可有低热、哭闹等，一般不需处理可自行缓解。

（2）DTaP-Hib：注射部位红肿、硬结／肿胀、疼痛／触痛；发热；局部荨麻疹和瘙痒；腹泻。

（3）DTaP-IPV/Hib：食欲不振、神经过敏、易激惹、异常哭闹、失眠、睡眠障碍、嗜睡、呕吐、腹泻、注射部位发红、水肿、疼痛、发热 ≥38 ℃和注射部位硬结。

（4）DT：注射部位局部反应如红肿、疼痛、瘙痒。可出现发热，一般不需处理。当出现重度发热时，应给予对症处理，以防高热惊厥。其他全身反应有疲倦、头痛、疼痛等，一般不需处理可自行缓解。

（5）破伤风疫苗：接种后可引起轻微的局部反应，如疼痛、红肿，偶可见结节。轻微的全身反应包括发热、疼痛和不适，可见于 0.5% ～ 10.0%加强免疫者。一般不需处理即自行消退。

2. 罕见不良反应

（1）DTaP：烦躁、厌食、呕吐、精神不振、重度发热、局部硬结等。

（2）DTaP-Hib：注射部位硬结 / 肿胀或发红直径＞ 3 cm；发热＞ 39 ℃、哭闹（易激惹）；哺乳或进食障碍；恶心 / 呕吐。

（3）DTaP-IPV/Hib：长时间无法安抚的哭闹、注射部位发红和肿胀 ≥5 cm、发热＞ 40 ℃。

（4）DT：局部硬结、短暂重度发热。

（四）注意事项

（1）DTaP：有以下情况者慎用，家族和个人有惊厥史者、患慢性疾病者、有癫痫史者。注射后局部可能有硬结，1 ～ 2 个月即可吸收，注射第2 剂时应换另侧部位。注射第 1 剂后出现高热、惊厥等异常情况者，不再注射第 2 剂。

（2）DTaP-Hib：暂建议本疫苗不与其他儿童免疫规划疫苗 / 常规儿童用疫苗同时接种。接种本疫苗后并不是 100% 接种对象能产生保护性抗体。

（3）DTaP-IPV/Hib：本疫苗应谨慎用于患有血小板减少症或凝血障碍者，

因为肌内注射后可能存在出血风险。

（4）DT：家族和个人有惊厥史者、患慢性疾病者、有癫痫史者、过敏体质者慎用。

五、含麻疹/风疹/流行性腮腺炎成分疫苗

麻疹、风疹和流腮患者分别是麻疹、风疹和流腮的主要传染源，亚临床型或隐性感染者也可成为风疹、流腮的传染源。麻疹患者一般在出疹前后4 日、风疹患者在出疹前 1 周到出疹后 4 日、流腮患者在腮腺肿大前 2 日至肿大后 9 日的传染性较强。

3 种疾病均可经呼吸道飞沫和接触途径传播，无疫苗接种史者易感，一年四季均可发病，冬春季高发。

（一）临床特征

1. 麻疹

潜伏期为 7 ～ 21 日，平均 10 ～ 14 日；以发热、呼吸道卡他、口腔黏膜斑、斑丘疹、疹退后脱屑或色素沉着等为主要临床症状，严重者可并发肺炎、喉炎、心肌炎、肠炎等，也可引起急性阑尾炎和亚急性硬化性全脑炎。

2. 流腮

潜伏期 8 ～ 30 日，平均 18 日，以腮腺肿大、腮腺非化脓性炎症等为主要临床症状，少部分有发热、头痛、无力、食欲缺乏等前驱症状。流腮病毒能侵犯多个脏器和中枢神经系统，引起胰腺炎、睾丸炎、耳聋、无菌性脑膜炎、脑炎等并发症。

3. 风疹

潜伏期 12 ～ 23 日，平均 18 日，以低烧、全身皮疹、淋巴结肿胀和轻微卡他为主要临床症状。妊娠期女性在妊娠早期感染风疹病毒，可能导致胎儿早产、流产、死胎，或婴儿出生后出现以多器官严重损伤为主要表现的先

天性风疹综合征，表现为听力障碍、白内障、先天性心脏缺损等终身残疾，以及自闭症、糖尿病、甲状腺功能障碍等，这是风疹最严重的危害。

（二）接种建议

常规免疫为 8 月龄、18 月龄各接种 1 剂麻腮风联合减毒活疫苗（MMR）。在开展麻疹疫情应急接种时，如果小月龄婴幼儿罹患麻疹风险较高，经评估可对疫情波及范围内的 6 ～ 7 月龄儿童接种麻疹风疹联合减毒活疫苗（MR）或 MMR，但不计入常规免疫剂次。接种部位及途径为在上臂外侧三角肌下缘附着处皮下注射。

（三）不良反应

1. 常见不良反应

（1）一般接种疫苗后 24 小时内注射部位可出现疼痛和触痛，多数情况下于 2 ～ 3 日内自行消失。

（2）一般接种疫苗后 1 ～ 2 周内可能出现一过性发热，其中大多数为轻度发热，一般持续 1 ～ 2 日后可自行缓解，不需处理，必要时适当休息，多喝开水，注意保暖，防止继发感染；对于中度发热或发热超过 48 小时者，可采用物理方法或药物对症处理。

（3）皮疹：一般接种疫苗后 6 ～ 12 日可能出现散在皮疹，出疹时间一般不超过 2 日，通常不需特殊处理，必要时可对症治疗。

（4）接种 MMR 可能有轻度腮腺和唾液腺肿大，一般在 1 周内自行好转，必要时对症处理。

2. 罕见不良反应

出现重度发热时，应采用物理方法或药物对症处理，以防高热惊厥。

（四）注意事项

注射免疫球蛋白者应至少间隔 3 个月以上接种 MR 或 MMR，与其他减毒活疫苗接种间隔至少 1 个月。

六、乙型脑炎疫苗

流行性乙型脑炎是由乙脑病毒引起的以脑实质炎症为主要病变的中枢神经系统急性传染病。

（一）临床特征

大多数乙脑病毒感染为无症状感染。乙脑潜伏期为 4 ~ 14 日，主要表现为突发高热、寒战、头痛、肌痛、意识模糊和角弓反张，偶可有急性弛缓性麻痹。超过 75% 的儿童患者有惊厥表现，以腹痛和呕吐为主要初发症状。患者可发展为重症脑炎且进展迅速，可出现精神障碍、全身性或局灶性神经性异常和昏迷，可能需要辅助呼吸。在重症患者中约 30% 幸存者留有神经、心理、智力和 / 或身体残疾。临床患者的病死率为 20% ~ 30%，< 10 岁儿童发生后遗症的风险和病死率更高。

（二）接种建议

1. 乙型脑炎减毒活疫苗

乙型脑炎减毒活疫苗儿童满 8 月龄、2 周岁各接种 1 剂。乙脑疫苗纳入免疫规划后出生且未接种乙脑疫苗的适龄儿童，如果使用乙型脑炎减毒活疫苗进行补种，应补齐 2 剂，接种间隔 ≥12 个月。乙型脑炎减毒活疫苗接种部位与途径分别为上臂外侧三角肌下缘附着处，皮下注射。

2. 乙型脑炎灭活疫苗

乙型脑炎灭活疫苗儿童满 8 月龄接种 2 剂，2 剂间隔 7 ~ 10 日；2 岁、6 岁时各接种 1 剂。乙脑疫苗纳入免疫规划后出生且未接种乙脑疫苗的适龄儿童，如果使用乙型脑炎灭活疫苗进行补种，应补齐 4 剂，第 1 剂与第 2 剂接种间隔为 7 ~ 10 日，第 2 剂与第 3 剂接种间隔为 1 ~ 12 个月，第 3 剂与第 4 剂接种间隔 ≥3 年。乙型脑炎灭活疫苗接种部位与途径分别为上臂外侧三角肌，肌内注射。

（三）不良反应

1. 常见不良反应

（1）乙型脑炎减毒活疫苗：一般接种疫苗后24小时内注射部位可出现疼痛和触痛，多数情况下于2～3日内自行消失。一般接种疫苗后1～2周内可能出现一过性发热，其中大多数为轻度发热，一般持续1～2日后可自行缓解，不需处理，必要时适当休息，多喝开水，注意保暖，防止继发感染；对于中度发热或发热超过48小时者，可采用物理方法或药物对症处理。接种疫苗后偶有皮疹出现，一般不需特殊处理，必要时对症治疗。

（2）乙型脑炎灭活疫苗：一般接种疫苗后24小时内可出现一过性发热，其中大多数为轻度发热，一般持续1～2日后可自行缓解，不需处理，必要时适当休息，多喝开水，注意保暖，防止继发感染；对于中度发热或发热超过48小时者，可采用物理方法或药物对症处理。

2. 罕见不良反应

（1）乙型脑炎减毒活疫苗：重度发热采用物理方法或药物对症处理，以防高热惊厥。

（2）乙型脑炎灭活疫苗：一过性的重度发热可采用物理方法或药物对症处理。

（四）注意事项

家族和个人有惊厥史者慎用乙型脑炎减毒活疫苗和乙型脑炎灭活疫苗。注射人免疫球蛋白者应至少间隔3个月以上接种乙型脑炎减毒活疫苗，注射免疫球蛋白者应至少间隔1个月以上接种乙型脑炎灭活疫苗。

七、脑膜炎球菌疫苗

流行性脑脊髓膜炎是由脑膜炎奈瑟菌引起的急性化脓性脑膜炎。

（一）临床特征

流行性脑脊髓膜炎流脑具有发病急、进展快、传染性强、隐性感染率高、病死率高等特点。流脑的典型症状包括发热、头疼、呕吐等，可伴有脑膜刺激征；婴幼儿可见前囟隆起；重症患者可有不同程度的意识障碍和 / 或感染中毒性休克；皮肤、面膜有瘀点瘀斑，瘀斑可迅速融合扩大。流脑的致残率高，幸存患者中 10% ～ 20% 发生严重的后遗症，如听力丧失、神经损伤或肢体残缺等。

（二）接种建议

（1）A 群脑膜炎球菌多糖疫苗（MPV-A）和 A 群 C 群脑膜炎球菌多糖疫苗（MPV-AC）：6 月龄～ 2 周岁儿童基础免疫注射 2 剂次 MPV-A，2 剂次间隔 3 个月，儿童满 3 岁和 6 岁分别加强免疫 1 剂次 MPV-AC。

（2）A 群 C 群脑膜炎球菌多糖结合疫苗（MPCV-AC）：3 ～ 23 月龄婴幼儿基础免疫完成 2 ～ 3 剂次，相邻 2 剂次间隔至少 1 个月；≥2 岁人群接种 1 剂次。

（3）ACYW 群脑膜炎球菌多糖疫苗（MPV-ACYW）：用于 2 周岁以上儿童及成人的高危人群接种。基础免疫 1 剂次，部分特定高危人群可考虑初次免疫 2 ～ 3 年后加强免疫 1 剂次。

MPV-A、MPV-AC 和 MPV-ACYW 接种部位与途径均为上臂外侧三角肌附着处皮下注射，MPCV-AC 接种部位与途径为上臂外侧三角肌，肌内注射。

（三）不良反应

（1）MPV-A：全身反应主要为发热，以接种后 6 ～ 8 小时发生率最高，一般第 1 ～ 2 日恢复正常。常见局部反应为注射部位红肿、硬结和压痛，一般 24 小时内消失。

（2）MPV-AC 和 MPV-ACYW：接种后不到 1% 的受种者出现高热（体温 > 38.4 ℃），严重反应较罕见。

（3）MPCV-AC：免疫后偶有短暂的发热、皮疹、头晕、头痛、乏力、食欲减退、腹痛、腹泻等不良反应，注射局部可出现压痛、瘙痒和红肿，多可自行缓解，极少数儿童可能出现嗜睡或烦躁、消化道不适等全身反应。

（四）注意事项

家族和个人有惊厥史者慎用。

八、甲型肝炎疫苗

（一）临床特征

急性甲肝的潜伏期通常为 14 ～ 28 日（最长可达 50 日），临床表现与年龄密切相关，幼童通常为隐性感染，大龄儿童为有症状感染。急性甲肝引起的临床症状与其他病毒性肝炎不易区分，明显的症状包括乏力、疲劳、厌食、呕吐、腹部不适、腹泻，不太明显的症状包括发热、头痛、关节痛和肌痛。肝脏转氨酶升高、尿黄，有时带色黏土样便和黄疸是急性病毒性肝炎的特征表现。

（二）接种建议

1. 甲肝减毒活疫苗

儿童满 18 月龄接种 1 剂。甲肝减毒活疫苗接种部位与途径分别为上臂外侧三角肌附着处皮下注射。

2. 甲肝灭活疫苗

儿童剂型甲肝灭活疫苗共接种 2 剂次，儿童满 12 月龄接种第 1 剂，间隔 6 ～ 12 个月接种第 2 剂，1 ～ 15 岁使用儿童剂型。甲肝灭活疫苗接种部位与途径分别为上臂或大腿肌内注射。

（三）不良反应

1. 常见不良反应

（1）甲肝减毒活疫苗：接种后可发生发热、接种部位疼痛、红肿、硬结等，一般可自行缓解。

(2)甲肝灭活疫苗：接种后可发生轻度低热、接种部位疼痛、红肿等，一般可自行缓解。

2.罕见不良反应

(1)甲肝减毒活疫苗：重度发热可采用物理方法或药物对症处理。

(2)甲肝灭活疫苗：局部硬结发生后1～2个月即可吸收。偶有皮疹出现，不需特殊处理，必要时对症治疗。

（四）注意事项

家族和个人有惊厥史者慎用。

九、流感病毒疫苗

全人群对流感普遍易感，婴幼儿患流感后出现重症的风险较高。

（一）临床特征

轻症流感常与普通感冒表现相似，但其发热和全身症状更明显。重症患者可出现病毒性肺炎、继发细菌性肺炎、急性呼吸窘迫综合征、休克、弥漫性血管内凝血、心血管和神经系统等肺外表现和多种并发症。

（二）接种建议

所有 ≥6 月龄愿意接种疫苗且无禁忌证的人均可接种流感疫苗。

1.6 月龄～ 8 岁儿童

既往年度接种＜ 2 剂次流感疫苗者应接种 2 剂次三价流感灭活疫苗、流感灭活疫苗 4 或流感减毒活疫苗，间隔 ≥4 周；既往年度接种过 ≥2 剂流感疫苗者接种 1 剂。

2.≥9 岁儿童

接种 1 剂三价流感灭活疫苗、流感灭活疫苗或流感减毒活疫苗。

流感灭活疫苗接种采用肌内注射，6 月龄～ 1 岁婴幼儿的接种部位以大腿前外侧为最佳，＞1岁儿童首选上臂三角肌接种疫苗。三价流感减毒活疫苗的接种采用鼻内喷雾法，严禁注射。

（三）不良反应

1.流感灭活疫苗

（1）常见不良反应：全身反应为发热、寒战、头痛、头昏、关节痛、疲劳/乏力、瘙痒、皮疹，局部反应为接种部位出现红、肿、痛、硬结等。一般在注射后1～2日内自行消失，不需处理。

（2）罕见不良反应：可出现一过性感冒症状和全身不适，可自行消失，不需特别处理；重度发热应采用物理方法或药物对症处理，以防高热惊厥。

2.流感减毒活疫苗

（1）常见不良反应：发热（≥37℃）、流涕/鼻塞等，咽痛、头痛、乏力或嗜睡、呕吐、食欲下降、咳嗽、上呼吸道感染、肌肉痛、恶心、易激惹或烦躁。

（2）罕见不良反应：变态反应、关节痛、鼻咽炎、寒战。

（四）注意事项

（1）上次接种流感疫苗后6周内出现吉兰-巴雷综合征不是禁忌证，但应特别注意。

（2）多数鸡蛋过敏者可安全接种流感疫苗，但对曾发生除荨麻疹外的鸡蛋过敏者，建议在具备识别和治疗严重过敏性疾病条件的专业医疗机构接种。

（3）家族和个人有惊厥史者、患慢性疾病者、有癫痫史者及过敏体质者不是禁忌证，但应特别注意。

十、人乳头瘤病毒疫苗

人乳头瘤病毒的传染源是患者和病毒感染者，传播途径主要为性途径传播，其次为母婴传播和皮肤黏膜接触传播。年轻的性活跃女性子宫颈部位人乳头瘤病毒感染率最高，高危型人乳头瘤病毒持续感染可引起子宫颈、阴道、外阴、肛门、阴茎、头颈等部位的癌前病变，病变可最终发展为浸润性癌。

（一）临床特征

（1）高危型人乳头瘤病毒持续感染引起的最常见疾病是下生殖道和肛周的上皮内病变，包括低级别和高级别病变。其中，子宫颈、阴道、外阴和肛周的高级别上皮内病变是恶性肿瘤的癌前病变。高级别病变未及时诊治，有可能导致相应部位肿瘤的发生。

（2）低危型人乳头瘤病毒持续感染会引起上述部位的良性病变、生殖器疣的发生。

（二）接种建议

世界卫生组织建议，未开始性生活的女孩进行人乳头瘤病毒疫苗接种，将获得最佳的预防效果。

（1）双价人乳头瘤病毒疫苗：适用于 9～45 岁女性。推荐于 0、1 和 6 月分别接种 1 剂次，共接种 3 剂。第 2 剂可在首剂后一至两个半月之间接种，第 3 剂可在首剂后 5～12 个月之间接种。

（2）双价人乳头瘤病毒疫苗（大肠杆菌）：适用于 9～45 岁女性。推荐于 0、1 和 6 月分别接种 1 剂次，共接种 3 剂。第 2 剂可在首剂后 1～2 个月内接种，第 3 剂可在首剂后 5～8 个月内接种。9～14 岁女性可选择采用 0、6 月分别接种 1 剂次（间隔 ≥5 个月）。

（3）四价和九价人乳头瘤病毒疫苗：四价人乳头瘤病毒疫苗适用于 9～45 岁女性，九价人乳头瘤病毒疫苗适用于 16～26 岁女性。推荐于 0、2 和 6 月分别接种 1 剂次，共接种 3 剂。首剂与第 2 剂的接种间隔至少 1 个月，第 2 剂与第 3 剂的接种间隔至少为 3 个月，所有 3 剂应在 1 年内完成。

人乳头瘤病毒疫苗的接种部位与途径均为上臂三角肌，肌内注射。

（三）不良反应

1. 常见不良反应

常见的局部不良反应包括接种部位疼痛、发红和肿胀。常见全身不良反应包括发热、头痛、头晕、肌肉痛、关节痛和胃肠道症状（恶心、呕吐、腹痛等）。

2. 罕见不良反应

偶见上呼吸道感染、注射部位硬结、局部感觉异常、超敏反应、皮疹等症状。

（四）注意事项

患有急性严重发热疾病时应推迟接种人乳头瘤病毒疫苗，仅有低热和轻度的上呼吸道感染并非接种的绝对禁忌；受种者为血小板减少症患者或者任何凝血功能紊乱患者时应谨慎使用。

均衡饮食成就健康成长

一、0～6月龄婴儿母乳喂养指导

对于6月龄内婴儿来说，营养作为最主要的环境因素对其生长发育和后续健康持续产生至关重要的影响。母乳中适宜数量的营养既能提供婴儿充足而适量的能量，又能避免过度喂养，使婴儿获得最佳的、健康的生长速率，为一生的健康奠定基础。因此，对6月龄内的婴儿应给予纯母乳喂养。

（一）母乳喂养对母婴的影响

1. 婴儿的成长

婴儿在生长发育的过程中，母乳能够提供十分充足的营养。从相关研究的角度来进行分析，母乳中含有大量的乳蛋白及酪蛋白，而且两者的比例更趋于合理，非常适合早产儿与新生儿生长发育的需要。

除此之外，婴儿的牙齿在实际发育的过程中，母乳喂养也有着积极的影响价值。婴儿在实际进行吸吮的过程中，能够对于面部的发育起到一定的促进作用，有效降低龋齿问题的发生概率。

婴儿在长期吸食母乳的过程中，其身体抵御疾病的能力及身体的免疫力都能够得到有效强化，母乳之中含有大量的溶菌酶、分泌性免疫球蛋白纤维、结合蛋白、乳铁蛋白、巨噬细胞、淋巴细胞等免疫物质，能够有效降低新生儿在成长的过程中出现皮肤感染、呼吸道感染，以及腹泻等方面问题的概率。

母乳喂养的过程中，母亲和婴儿之间也会出现亲密的皮肤接触，这样的方式能够使得母亲和婴儿之间的感情得以有效增进，为婴儿健康心理的形成打下良好的基础。

2. 母亲的身心健康

母乳喂养能够有效降低婴儿产后出血问题的发生概率，婴儿在吸吮的过程中会对产妇的身体起到一定的刺激作用，使得产妇的体内产生大量的缩宫素，能够使得产妇在分娩之后子宫的恢复速度进一步加快，进而有效降低产妇产后并发症的发生概率。

除此之外，产妇在实际进行哺乳的过程中，其自身出现卵巢癌及乳腺癌等方面问题的风险概率也会相应降低。在实际进行母乳喂养的过程中，母亲通过与婴儿进行目光及肌肤等方面的接触，也能在一定程度上有效满足母亲的心理需求。

（二）母乳喂养指导

1. 坚持新生儿第一口食物是母乳

（1）初乳富含营养和免疫活性物质，有助于肠道功能发展，并提供免疫保护。因此母亲分娩后应尽早开奶，让婴儿吸吮乳头，获得初乳并进一步刺激泌乳、增加乳汁分泌。

（2）婴儿出生后首先进食母乳有利于预防婴儿过敏，并减少新生儿黄疸、体重下降和低血糖等问题的出现。并且让婴儿尽早反复吸吮乳头，是确保成功纯母乳喂养的关键。

（3）婴儿出生时体内有一定的能量储备，可满足至少 3 天的代谢需求，所以开奶过程中不用担心新生儿饥饿。可密切关注婴儿体重，体重下降只要不超过出生体重的 7% 就应坚持纯母乳喂养。

（4）温馨的环境、愉悦的心情等辅助因素有利于顺利成功开奶，准备母乳喂养应从孕期开始提前准备。

（5）应注意得失，婴儿吸吮前不需要过分擦拭或消毒乳头。

2. 坚持 6 月龄内纯母乳喂养

（1）对于婴儿来说，母乳是最理想的食物，纯母乳喂养即能满足 6 月龄以内婴儿所需要的全部液体、能量和营养素。

（2）根据婴儿的需要喂养母乳，两侧乳房交替喂养，每日喂奶次数 6 ～ 8 次或更多。

（3）母乳有利于肠道健康微生态环境建立和肠道功能成熟，降低感染性疾病和过敏发生的风险。母乳喂养经济、安全又方便，同时有利于避免母体产后体重滞留，并降低母体乳腹癌、卵巢癌和 2 型糖尿病的风险。

（4）母乳喂养营造母子情感交流的环境，给婴儿最大的安全感，有利于婴儿心理行为和情感发展。

（5）应坚持纯母乳养 6 个月，6 月龄内需要添加辅食的特殊情况应咨询专科医师或专业人员的指导意见。

3. 顺应喂养，建立良好的生活规律

（1）母乳喂养应顺应婴儿胃肠道成熟和生长发育过程，从按需喂养模式到规律喂养模式递进。婴儿饥饿是按需喂养的基础，饥饿引起哭闹时应及时喂哺，不要强求喂奶次数和时间，特别是 3 月龄以内的婴儿。

（2）婴儿出生后 2 ～ 4 周就基本建立了自己的进食规律，家长应明确感知其进食规律的时间信息。随着月龄增加，婴儿胃容量逐渐增加，单次摄乳量也随之增加，哺喂间隔则会相应延长，喂奶次数减少，逐渐建立起规律哺喂的良好饮食习惯。

（3）饥饿引起哭闹时应及时喂哺，不需强求喂奶次数和时间，但一般每日喂奶次数在 8 次以上，婴儿出生后最初可能在 10 次以上。

（4）如果婴儿哭闹明显不符平日进食规律，应该首先排除非饥饿原因，如胃肠不适等。非饥饿原因哭闹时，增加哺喂次数只能缓解婴儿的焦躁心理，并不能解决根本问题，应及时就医。

4. 出生后数日开始补充维生素 D，不需补钙

（1）母乳中维生素 D 含量较低，因此母乳喂养不能喂婴儿提供足量的维生素 D。适宜的光照会促进皮肤中维生素 D 的合成，但考虑到 6 月龄内婴儿通过光照获得维生素 D 不是最直接方便的途径，因此，婴儿出生后数日便可每日补充维生素 D 10 μg。

（2）母乳喂养能够满足婴儿骨骼生长对钙的需求，所以并不需要额外补钙。

5. 监测体格指标，保持健康生长

身长和体重是反映婴儿喂养和营养状况的直观指标。疾病或喂养不当、营养不足会使婴儿生长缓慢或停滞。6 月龄前婴儿应每半月测一次身长和体重，病后恢复期可增加测量次数。

婴儿生长有自身规律，过快、过慢生长都不利于儿童远期健康。婴儿生长存在个体差异，也有阶段性波动，不必相互攀比生长指标。母乳喂养儿体重增长可能低于配方奶喂养儿，只要处于正常的生长曲线轨迹即是健康的生长状态。

二、7～24月龄婴幼儿喂养指导

对于 7 ～ 24 月龄婴幼儿，母乳仍然是重要的营养来源，但单一的母乳喂养已经不能完全满足其对能量及营养素的需求，必须引入其他营养丰富的食物。与此同时，7 ～ 24 月龄婴幼儿胃肠道等消化器官的发育、感知觉，以及认知行为能力的发展，也需要其有机会通过接触、感受和尝试，逐步体验和适应多样化的食物，从被动接受喂养转变为自主进食。具体的喂养指导如下。

（一）继续母乳喂养，满6月龄后开始添加辅食

（1）母乳仍可以为满 6 月龄的婴幼儿提供部分能量，优质蛋白质、钙等重要营养素，以及各种免疫保护因子等。继续母乳喂养也仍然有助于促进母子间的亲密连接，促进婴幼儿发育。因此 7 ～ 24 月龄婴幼儿应继续母乳喂养。

（2）不能母乳喂养或母乳不足时，需要以配方奶作为母乳的补充。

（3）婴儿满 6 月龄时，胃肠道等消化器官已相对发育完善，可消化母乳以外多样化食物。同时、婴儿的口腔运动功能，味觉、嗅觉、触觉等感知觉，以及心理、认知和行为能力也已准备好接受新的事物。此时开始添加辅食，不仅能满足婴儿的营养需求，也满足其心理需求，并促进其感知觉心理及认知和行为能力的发展。

（二）从富含铁的泥糊状食物开始，逐步添加达到食物多样

（1）7 ～ 12 月龄婴儿所需能量 1/3 ～ 1/2 来自辅食，13 ～ 24 月龄幼儿 1/2 ～ 2/3 的能量来自辅食，而母乳喂养的婴幼儿来自辅食的铁更高达99%。因此婴儿最先添加的辅食应该是富铁的食物。

（2）逐渐引入不同种类的食物以提供不同的营养素。辅食添加的原则为每次只添加一种新食物，由少到多、由稀到稠、由细到粗，循序渐进。从一种富铁泥糊状，逐渐增加食物种类过渡到半固体或固体食物。

(3) 每引入一种新食物应适应 2 ~ 3 天，密切观察婴幼儿是否出现呕吐、腹泻、皮疹等不良反应，适应一种食物后再添加其他新的食物。

（三）提倡顺应喂养，鼓励但不强迫进食

（1）随着婴幼儿生长发育，父母及喂养者应根据其营养需求的变化、感知觉，以及认知、行为和运动能力的发展，顺应婴幼儿的需求进行喂养，帮助婴幼儿逐步适应与家人一致的规律进餐模式，并学会自主进食。

（2）为婴幼儿提供多样化且与其发育水平相适应的食物，在喂养过程中应及时感知婴幼儿所发出的饥饿或饱足的信号。耐心鼓励和协助有婴幼儿进食，但不要强迫婴幼儿进食。

（3）营造良好的进餐环境，保持进餐环境安静、愉悦，避免玩具等因素对婴幼儿注意力的干扰，控制每餐时间不超过 20 分钟，培养量高的用餐习惯。

（四）辅食不加调味品，尽量减少糖和盐的摄入

婴幼儿的辅食应保持原味，不加盐、糖，以及刺激性调味品，保持淡口味。淡口味食物有利于提高婴幼儿对不同天然食物口味的接受度，减少偏食挑食的风险。淡口味食物也可以减少婴幼儿盐和糖的摄入量，降低儿童期及成人期肥胖、糖尿病、高血压、心血管疾病的风险。

（五）注重饮食卫生和进食安全

选择新鲜、优质、无污染的食物和清洁水制作辅食，辅食应煮熟、煮透。制作的辅食应及时食用或妥善保存。

（六）定期监测体格招标，追求健康生长

每 3 个月进行 1 次定期监测并评估 7 ~ 24 月龄婴幼儿的体格生长指标有助于判断其营养状况，并可根据体格生长指标的变化，及时调整营养和喂养。对于生长不良、超重肥胖，以及处于急慢性疾病期间的婴幼儿应增加监测次数。

三、学龄前儿童饮食指南

学龄前儿童摄入食物的种类与膳食结构已开始接近成人，是饮食行为和生活方式的关键时期，针对学龄前儿童的饮食指导具体如下。

（一）规律就餐，自主进食不挑食，培养良好饮食习惯

学龄前儿童的合理营养应由多种食物构成的平衡膳食来提供，规律就餐是其获得全面、足量的食物摄入和良好消化吸收的保障。此时期儿童神经心理发育迅速，自我意识和模仿力、好奇心增强，易出现进食不够专注，因此要注意引导儿童自主、有规律地进餐，保证每天不少于三次正餐，不随意改变进餐时间、环境和进食量，培养儿童摄入多样化食物的良好饮食习惯，纠正挑食、偏食等不良饮食行为。

（二）每天饮奶，足量饮水，正确选择零食

建议学龄前儿童每天饮奶 300 ～ 400 mL 或相当量的奶制品。儿童新陈代谢旺盛，活动大量，水分需要量相对较多，每天总水量为 1 300 ～ 1 600 mL，除奶类和其他食物中摄入的水外，建议学龄前儿童每天饮水 600 ～ 800 mL，以白开水为主，少量多次饮用。

零食对学龄前儿童是必要的，对补充所需要有帮助。零食应尽可能与加餐相结合，以不影响正餐为前提，多选用营养密度高的食物如奶制品、水果、蛋类及坚果类等，不宜选用能量密度高的食品如油炸食品、膨化食品。

（三）食物应合理烹调，易于消化，少调料、少油炸

从小培养儿童清淡口味，有助于形成终生的健康饮食习惯。在烹调方式上，宜采用蒸、煮、炖、煨等烹调方式。特别注意要完全去除皮、骨、刺、核等，大豆、花生等坚果类食物，应先磨碎，制成泥糊浆等状态进食。

口味以清淡为好，不应过咸、油腻和辛辣，尽可能少用或不用味精或鸡精、色素、糖精等调味品。为儿童烹调食物时，应控制食盐用量，还应少选

含盐高的腌制食品或调味品。可选天然、新鲜香料和新鲜蔬果汁进行调味。

（四）参与食物选择与制作，增进对食物的认知与喜爱

鼓励儿童体验和认识各种食物的天然味道和质地，了解食物特征性，增进对食物的喜爱。同时应鼓励儿童参与家庭食物选择和制作过程，以吸引儿童对各种食物的兴趣，享受烹饪食物过程中的乐趣和成就。

四、学龄儿童饮食指导

学龄儿童正处于生长发育阶段，全面、充足的营养是其正常生长发育，乃至一生健康的物质保障。学龄期是建立健康信念和形成健康饮食行为的关键时期，从小养成健康的饮食行为和生活方式将使其受益终生。针对学龄儿童的饮食指导具体如下。

（一）认识食物，学习烹饪，提高营养科学素养

学龄儿童时期是学习营养健康知识、养成健康生活方式、提高营养健康素养的关键时期。了解和认识食物，学会选择食物、烹饪和合理饮食的生活技能，传承我国优秀饮食文化和礼仪，对于儿童青少年自身健康和我国优良饮食文化传承具有重要意义。

（二）三餐合理，规律进餐，培养健康饮食行为

学龄儿童的消化系统结构和功能还处于发育阶段。一日三餐的合理和规律是培养健康饮食行为的基本，并且保证营养齐全，做到清淡饮食。

学龄儿童要经常吃含钙丰富的奶及奶制品和大豆及其制品等，以保证钙的足量摄入，促进骨骼的发育和健康。经常吃含铁丰富的食物，如瘦肉等，同时搭配富含维生素C食物，如新鲜的蔬菜和水果，以促进铁在体内的吸收，保证铁的充足摄入和利用。并且经常吃含维生素D丰富的海鱼、蛋黄等食物，经常进行户外活动以促进皮肤合成维生素D，有利于钙的吸收和利用。同时，应清淡饮食，减少在外就餐，少吃含能量、脂肪或糖高的快餐。

（三）合理选择零食，足量饮水，不喝含糖饮量，禁止饮酒

选择卫生、营养丰富的食物做零食，水果和能生吃的新鲜蔬菜含有丰富的维生素、矿物质和膳食纤维，奶类、大豆及其制品可提供丰富的蛋白质和钙，坚果如花生、瓜子、核桃等富含蛋白质、多不饱和脂肪酸、矿物质和维生素 E，谷类和薯类如全麦面包、麦片、煮红薯等也可做零食。

油炸、高盐或高糖的食品不宜做零食，并且多数饮料含有大量的添加糖，要尽量做到少喝或不喝含糖饮料，更不能用饮料代替饮用水；如果喝饮料，要学会查看产品标签中的营养成分表，选择"碳水化合物"或"糖"含量低的饮料。

学龄期应提高儿童对饮酒危害的认识，不让儿童尝试饮酒，加强对儿童聚会、聚餐的引导，避免饮酒。

（四）不偏食节食，不暴饮暴食，保持体重适宜增长

学龄儿童要避免盲目节食，或采用极端的减肥方式控制体重。也要避免暴饮暴食，做到遵循进餐规律，减缓进食速度；低年龄儿童可以用较小的餐具进餐，帮助他们形成定量进餐的习惯。家长应自身养成合理饮食行为，做到以身作则，对孩子健康的饮食行为给予鼓励。要早发现、早纠正儿童的偏食、挑食行为，调整食物结构，增加食物多样性，提高儿童对食物的接受程度。

如何做好小孩子的日常护理

一、如何护理好宝宝的脐带

胎儿在子宫时主要通过脐带连接母体，宝宝出生时脐带会被剪断，让宝

宝脱离母体。剪断处的伤口护理不当很容易造成脐带感染发炎，因此，护理好宝宝的脐带十分重要。

（一）保持新生儿脐带清爽

新生儿脐带刚脱落，脐窝处的新肉芽组织还没有成熟，常出现潮湿的现象，如果沾水很容易让脐部感染细菌，非常不利于伤口的愈合。在给宝宝护理脐部时，如果发现脐带沾上水或者尿液，要及时用干净的棉布进行清理，清理之后再用乙醇进行消毒。在宝宝肚脐伤口没有复原之前，最好不要让宝宝躺在盆里洗澡，可以先擦上半身，然后再洗下半身，避免脐部沾水感染。

（二）如何处理新生儿脐带分泌物

给宝宝护理脐带的时候会发现，脐带的残端常会出现一些淡色的黏液，这属于正常的现象。当宝宝的脐痂脱落后，有些宝宝的脐窝处会渗出乳白色的液体，这种液体源于新生的肉芽组织中。对于上述两种分泌物，用棉签或纱布，蘸取浓度 75% 的乙醇擦轻轻拭干净即可。

如果宝宝脐带处有分泌物，最好每天给宝宝用浓度 75% 的乙醇擦拭 1 ～ 2 次，坚持 2 ～ 3 天之后分泌物会逐渐减少，直至好转，干燥的脐窝可以加速肚脐的愈合。如果渗出的液体呈现黄色的黏液并伴有恶臭味，说明宝宝的脐带受到了感染需及时就医。

（三）新生儿脐带护理的原则

一般情况下，宝宝的脐带被剪断之后颜色会逐渐的变黑，伤口也会慢慢愈合。在 1 ～ 2 周的时间内，脐带就可以自然脱落。在给宝宝护理脐带的时候要遵循以下原则。

1. 观察脐带是否出血

宝宝出生后脐带被结扎的 24 小时内，家长要仔细观察脐带是否有出血现象，如果脐带的纱布上没有血或有少量血渍不必惊慌，这属于正常现象，如果出血量很多，脐带上的纱布被染红了则需要及时通知医师重新包扎。

2. 不要让脐带沾水

脐带在没有完全脱落之前，给宝宝洗澡时要避免让宝宝的脐部沾到水，如果不小心把宝宝脐带的部位弄湿了，及时用干净的棉签将水分吸干，然后再进行脐带护理，潮湿不利于伤口恢复。

3. 每天给脐带消毒

给宝宝洗澡之后，要用棉签蘸取浓度 75% 的乙醇给宝宝消毒，消毒时棉签不要过于深入脐带根部，也无需过于用力擦拭分泌物，防止戳破感染，最好沿着脐带底部旋转，轻轻擦拭。

（四）不要摩擦到宝宝的脐带

在脐带伤口还没有复原的时候，给宝宝穿衣服和尿不湿时要特别注意，不要摩擦到宝宝的脐带，最好把尿不湿穿在宝宝肚脐眼下方，避免摩擦出现红肿发炎的症状。

（五）新生儿脐带护理的步骤

给宝宝护理脐带之前，要准备好护理所需要的物品，主要包括干净的棉签数根，浓度 75% 和 95% 的乙醇各 1 瓶，卫生纱布 1 卷。

（1）护理之前要用洗手液彻底地清洗双手，搓完之后要用流动水从指尖冲到手腕，保证手上不存在细菌。

（2）用手轻轻拉住宝宝的脐带露出根部，取一根棉签浸透浓度为 75% 的乙醇，把脐带和周围的皮肤轻轻擦拭一遍，以起消毒的作用。然后，再按照同样的方法用棉签蘸取浓度为 95% 的乙醇再擦一遍，因为浓度为 95% 的乙醇能起到干燥伤口的作用。

（3）如果宝宝的脐部有些潮湿，最好给宝宝裹上一层纱布，以防止出现感染的现象。如果干燥状况比较良好，直接给宝宝包上尿布就可以了。值得注意的是，尿布千万不要超过宝宝的肚脐，防止摩擦导致的感染。

二、宝宝吐奶的预防和护理

宝宝出生后带给宝爸宝妈无尽的幸福感，同时也肩负起照顾起宝宝的饮食起居的责任。新生宝宝身体各方面相对较弱，因此宝爸宝妈要学会正确护理新生宝宝，而新生宝宝很常见的问题就是吐奶。我们常听到新手爸妈会问宝宝为什么容易吐奶？吐奶了怎么办？

（一）导致宝宝吐奶的原因

1. 生理性因素

新生宝宝吐奶多为生理反应。主要是新生宝宝身体发育尚不成熟，胃容量也较小，而且食管肌肉张力较低，阀门比较松弛，当摄入量较大时，食物就会上涌，从而发生吐奶的情况。喂养方式不当、喂奶的姿势不正确、宝宝肚子受凉等也引起新生宝宝生理性吐奶的原因。

2. 病理性因素

新生宝宝可能因患有某疾病，导致消化功能不好、食欲不振、精神状态差、爱哭闹等现象，都容易引起宝宝出现吐奶的症状。病理性吐奶的情况不多，如果吐奶频繁而且量大，体重不增，或伴有腹胀、腹泻、发热等症状，就要引起宝爸宝妈的注意了。要带宝宝去医院进行相关检查，看看宝宝是否患有细菌感染或肠道性疾病，较常见的有胃食管反流、细菌感染等。

（二）宝宝吐奶怎么办

新生宝宝大多属于正常的生理性吐奶，当宝宝吐奶的预防和护理出现生理性吐奶时，宝爸宝妈可以这样做。

（1）妈妈可以在每次哺乳后，以 45°角坐在椅子上，让宝宝趴在胸前，呈"心贴心"的姿势，头部高过妈妈的肩膀，保持此姿势静坐 15 分钟左右，帮助宝宝自行打嗝，将吃下去的空气排出。

（2）宝爸宝妈可以轻揉宝宝的小肚子，通过按摩的方式帮助宝宝消化，从而减少宝宝吐奶的情况。注意要在宝宝吃完奶至少半小时后进行按摩。

（3）注意给宝宝腹部保暖。对于奶粉喂养的宝宝，要注意喂食时的奶粉温度应当控制在 40 ℃左右。

（4）如果使用奶瓶喂奶，要选择合适宝宝月龄的奶嘴。奶嘴太小，宝宝会用力吸，从而把空气吸进肚子，容易引起吐奶；奶嘴太大，宝宝吮吸时容易引起呛咳。

（5）奶粉喂养的宝宝除了避免大量吞咽空气之外，还要注意配方奶的调制一定要严格参照说明书上的量（每种奶粉水和奶粉的比例是不同的），不要随意增减，以免适得其反。

（6）注意哺乳和喂养姿势。宝宝吃奶时，头部应略高于身体，避免完全平躺。

（7）注意调整乳汁的流速。有时候哺乳妈妈的奶水很充足，甚至会出现喷乳反射，宝宝吃奶时就容易呛到。这时妈妈可以用手指轻轻夹住乳晕后部，降低乳汁流出的速度。

三、宝宝的皮肤护理

（一）宝宝皮肤的特点

宝宝皮肤薄，皮肤厚度只有 1 mm，所以非常容易损伤，因此要注意日常护理。皮脂分泌少、保护力弱、皮肤干燥，不能过度的去清洁，否则会伤害到宝宝天然的皮脂保护膜。对于宝宝皮肤干燥的问题，可以选用保湿力较强的润肤产品。宝宝皮肤对外界有害物质的刺激更加敏感，很多洗护产品是不合适宝宝的，所以要慎重选择，有的护肤品可能会给宝宝皮肤造成伤害。

宝宝皮肤色素层单调，皮肤黑色素生成比较少，当暴露在阳光下的时候，可能会被紫外线灼伤，所以要注意保护。宝宝的皮肤是一个具备自身抵抗力的微生态系统，受到不利因素影响，例如外部环境刺激、过度清洁等，都会产生损伤。

（二）夏季宝宝常见的皮肤问题

1. 尿布皮炎

婴儿臀部处于尿布的包裹之下，稚嫩的皮肤与尿布有较多的摩擦，同时由于宝宝年龄较小，饮食多数以流质、半流质饮食为主，大小便的次数较多，便中的氨具有刺激作用，如果尿片更换不及时，会阴部、臀部易发生红斑、丘疹性皮炎,有时可向下腹部及大腿部蔓延,即我们所说的尿布皮炎或俗称的红屁股。

对策：①父母在给宝宝选择尿布时，最好选用质地柔软、吸水性较好的一次性尿布或棉质尿布，而且包尿布也不宜兜得过紧。②要勤更换尿布，白天每隔三四个小时就要查看宝宝的尿布是否湿了，宝宝每次大小便后要用温水洗干净并擦干屁股。③如果疹子未破溃，可在医师指导下，在患处涂抹鞣酸软膏、护臀霜；如果疹子破溃，则要及时送宝宝到皮肤科就诊。

2. 新生儿脓疱疮

因新生儿初次接触细菌，对细菌特别敏感，加上夏天多汗，局部皮肤温度、湿度较高，为化脓菌的入侵和繁殖创造了良好的条件。新生儿脓疱疮常见于出生后一周，部位多为新生儿面部、躯干及四肢。脓疱发病突然，疱液开始澄清，后浑浊化脓，易于破裂，破后遗留红色湿润糜烂面，病变发生迅速，如不及时治疗，常在数小时或 1 ~ 2 日后波及全身。

对策：①切断一切传染源，避免宝宝接触有化脓性皮肤病患者。②夏天室内保持适宜的温度和湿度，一般室温控制在 26 ℃左右。③衣服、尿布、被褥要柔软，最好选用棉织品，衣物、尿布要勤换洗，并每日消毒。④保持宝宝皮肤清洁干净，特别是皮肤皱褶处也要清洗干爽；宝宝指甲不能太长，以免划伤皮肤。⑤不要给宝宝包裹得太多，否则会加重病情。

（三）冬季宝宝皮肤的护理

冬季宝宝皮肤的常见问题有皲裂、臀部皮肤粗糙、湿疹、冻疮等，对身体健康会产生危害。因此护肤是非常必要的，采用有效的护肤方式，减少不利因素影响，保持健康皮肤状态。

1. 皮肤的清洁

宝宝皮肤护理的第一步就是清洁工作，有的家长有错误认识，觉得洗澡可以给宝宝皮肤补水，尤其是在冬天的时候，经常会给宝宝洗澡。实际效果并不是这样，反而会让皮肤变得更加干燥，情况严重的话会出现发红、发痒的症状并可使有湿疹的患儿病情加重。冬天具有特殊性，宝宝出汗和皮脂分泌没有夏天那么旺盛，做皮肤清洁不用太频繁。通常情况下，每天之内洗 1～2 次脸就可以了。如果宝宝活动量比较大，就会出很多汗，在正常情况下，每周给宝宝洗 1～2 次澡比较合适。

2. 要多喝水

冬天气候比较干燥，所以宝宝嘴唇经常出现干裂的情况，甚至会脱皮。为了有效应对，要经常给宝宝喝水，为嘴唇提供充足水分。当发现宝宝嘴唇干裂的时候，可以先敷一块湿热的小毛巾，让嘴唇黏膜充分吸收水分，达到补水目的。涂润唇膏也是补水的有效方式，市场上润唇膏产品比较多，含维生素 E 等滋润成分的儿童润唇膏效果是最好的。不要等到嘴唇干裂了才去补水，这说明宝宝机体已经非常缺水，因此每天要定量喝水。

3. 吃出水润皮肤。

营养对宝宝皮肤会产生直接影响，要注意饮食搭配，才能提供需要的营养。很多宝宝存在挑食的情况，导致蛋白质、维生素摄入比较少，皮肤状态会变差，甚至出现生病的情况。家长要制定出健康饮食计划，要少吃零食，多吃瓜果蔬菜，很多蔬菜都含有丰富维生素，例如白菜、油菜、菠菜、苦瓜、西红柿、黄瓜等。

四、如何给宝宝正确的洗澡

宝宝皮肤特别娇嫩，洗澡可不是一件容易的事，新手妈妈常手忙脚乱不得要领，宝宝也被弄得哭闹不止。那么怎样才能让宝宝轻松又舒服地洗澡呢？以下几个步骤需要掌握。

（一）洗澡步骤

1. 准备阶段

先给宝宝脱去衣服、去掉尿布后裹上浴巾。然后用左臂和身体轻轻夹住宝宝，左手托住宝宝的头部，并用左拇指、中指从耳后向前压住耳郭，使其反折，以盖住双耳孔，防止洗澡水流入耳内。

2. 先洗面部

将洗脸专用小毛巾沾湿，用其两个小角分别清洗宝宝的眼睛（从眼角内侧向外轻轻擦拭）、鼻子及口周。再用小毛巾的另外两角分别清洗宝宝的两个耳朵、耳郭及耳后。然后用少许洗发液清洗头部，按摩头皮。最后用清水冲净，并用小毛巾擦干。

3. 清洗前身

洗完头面部后，去掉浴巾，用左手掌握住宝宝的左手手臂，让宝宝头枕在左臂上。用清水轻轻打湿宝宝的上身，右手用洗脸的小毛巾蘸少许沐浴露，让宝宝头微微后仰，清洗颈部、前胸、腋下、腹部、手臂上下、手掌（注意皮肤皱褶处的清洗）。最后用清水将泡沫冲洗干净。

4. 清洗后背及下身

用洗臀部的小毛巾蘸少许浴液清洗宝宝的腹股沟、会阴部。换右手托住宝宝的左手臂，让宝宝趴在右手臂上，洗背部、臀部、下肢、足部。

5. 浴后护理

用清水将宝宝的全身再冲洗一遍后抱出浴盆，并用大浴巾擦干全身。然后将宝宝放在铺有干净床单的床上或桌子上，盖上小被子，准备做浴后护理。注意做护理时手劲一定要轻柔，以免弄伤宝宝。

经常给宝宝洗澡，能清洁皮肤，促进全身血液循环，利于新陈代谢，改善皮肤的触觉能力和对温度、压力的感知能力，保证身体健康。但需要注意的是，给宝宝洗澡的时间最好控制在 5 ～ 10 分钟，不宜过久，以防宝宝着凉生病。

（二）如何选择宝宝的沐浴产品

1. 尽可能选择无泪配方

儿童浴液的主要作用为清洁儿童皮肤表面污垢，预防儿童常见皮肤炎症问题，是一类针对儿童皮肤特点设计的儿童清洁类化妆品，对于儿童的主要要求是温和无刺激。由于儿童好动且容易受到惊吓，洗澡时若沐浴产品对眼睛有刺激性，就容易哭闹并抗拒洗澡，所以在为儿童使用洗护用品时应尽量选择"无泪配方"产品。此类配方采用低刺激的清洁成分，更加温和，减少了对儿童眼睛的刺激。

2. 选择适合儿童皮肤 pH 的沐浴产品

儿童的皮肤屏障未发育完全，皮肤角化层较薄，相互之间的细胞连接不像成人那样紧密，水分极易挥发和流失，而且儿童的天然保湿因子水平低，不易保持水分。另外，儿童的皮肤表面缺乏溶菌素，皮下血管丰富，汗腺分泌旺盛，所以给儿童沐浴时更应防止皮肤过敏和皮肤屏障受损。

弱酸性的产品有助于保护儿童皮肤屏障。pH 用于衡量产品酸碱度，是儿童沐浴露的一个重要指标。正常健康的儿童皮肤表面的 pH 为 4.0 ～ 6.5，属于弱酸性，所以 pH 为弱酸性的沐浴露，不会破坏儿童皮肤天然酸性膜，对儿童皮肤更温和。

3. 避免选择有刺激性的产品

儿童出现皮肤痒时，很多父母会给儿童用含有中药的沐浴露。但是，由于儿童皮肤薄，有较高的吸收及通透能力，如果给儿童用中药沐浴露，则要注意避免使用含刺激性的成分和重金属含量高的中药沐浴露，以防儿童在沐浴时过敏。

（三）注意事项

1. 春季不宜洗澡频繁

春季气候干燥，一周洗澡3次即可。如果白天气温较低，儿童没怎么出汗，晚上可以不用洗澡。洗澡次数过多会把儿童皮肤表面的油脂洗掉。

2. 冬季洗澡注意室温控制

卫生间的温度如果太低，宝宝就会非常排斥洗澡，所以给宝宝洗澡前应先让浴室温度达到26～28℃。可以先打开热水器，通过热水的蒸汽将浴室的温度提高，或借助浴霸、暖风机等工具。

3. 沐浴后注意保湿

为了避免刺激，春季给儿童沐浴时，要尽量少用浴液。儿童每次洗澡之后，要趁皮肤潮湿的时候薄薄地涂上霜剂、乳剂等身体保湿用品。选择护肤品时尽量选择不含香料、乙醇、防腐剂的儿童润肤霜。

五、宝宝夏季中暑的护理

（一）宝宝中暑的几种临床表现

1. 先兆中暑

在高温的环境下，宝宝出现头痛、眼花、耳鸣、头晕、口渴、心悸、体温正常或略升高，短时间休息可恢复。

2. 轻度中暑

除以上先兆中暑的症状外，体温在38℃以上，面色潮红成苍白、大汗、皮肤湿冷、血压下降、脉搏增快，经休息后宝宝可恢复正常。

3. 重度中暑

重度中暑也称热衰竭，表现为皮肤凉、过度出汗、恶心、呕吐、瞳孔扩大、腹部或肢体痉挛、脉搏快、常伴有昏厥、昏迷、高热，甚至意识丧失。

（二）预防宝宝中暑的招数

（1）注意收听高温预报，合理安排宝宝的作息时间。如遇高温天气，尤其是每天的中午和午后，尽量减少带宝宝外出，并适当加长宝宝的午睡时间，饮食宜清淡，多喝些淡盐开水、绿豆汤，每天勤洗澡、擦身。

（2）如遇带宝宝参加野外活动、外出旅游或观看露天体育比赛，一定要带上防暑用具，如遮阳伞、太阳镜等，不要让宝宝在太阳下长时间暴晒，并注意到阴凉处休息。

（三）宝宝中暑的应急处理方法

一旦发现宝宝有中暑症状，不要过度惊慌，只要采取适当的保护措施，宝宝的情况就会有所好转。

（1）立即将宝宝移到通风、阴凉、干燥的地方，如走廊或树荫下。

（2）让宝宝仰卧，解开衣扣，脱去或松开衣服。如宝宝的衣服已被汗水湿透，应及时给宝宝更换干衣服，同时打开电扇或空调，以便尽快散热，但风不要直接朝宝宝身上吹。

（3）快速降温，使宝宝的体温降至 38 ℃以下。具体做法是用凉凉的湿毛巾冷敷宝宝头部，或给宝宝洗温水浴。

（4）在宝宝意识清醒前不要让其进食或喝水，意识清醒后可饮服绿豆汤、淡盐水等解暑。

六、冬季宝宝穿衣指南

（一）贵暖不贵多

1. 上身：保暖衣／一件毛衣＋卫衣／羽绒内胆＋温暖的外套

这种穿衣方式能保证宝宝在上下园路上的温暖。还可以在体育课时将外套换成马甲，保证幼儿后背和肚子的温暖，手臂上是卫衣外套或羽绒内胆，也不会感到冷。

这样做好处多多。①让宝宝活动轻松，活动自如。②睡觉时易于穿脱。③宝宝洗手时易挽袖子，减少水湿衣袖。

2. 下身：保暖衣／毛裤＋宽松的冬裤

建议冬天的裤子要选择面料柔软的棉裤，保暖舒适。而且很多棉裤的裤腰都采用宽橡皮筋，松紧幅度很大，好拉好塞。冬季一条棉裤或者绒里夹裤，再加一条秋裤就够了；如果冷空气来了，可以在棉裤里塞一条宽松的羊毛裤也足够了。

（二）多备一件马甲

宝宝穿得臃肿就会很不方便做游戏，厚厚的衣服影响了双臂的摆动，这时给宝宝准备一件小马甲就非常重要了。在室内玩得发热了，宝宝自己可以脱下来，穿脱方便又保暖。

（三）多备一条围巾

围巾围在脖子上，可以防止宝宝体温向外流失，起到保暖作用。由于宝宝的颈部皮肤很敏感脆弱，所以围巾的材质要选毛线质量好的。需要提醒注意的是，尤其北方的爸爸妈妈们常给宝宝戴上口罩或者用围巾护住口鼻，来防止冻脸。实际上这样会降低宝宝上呼吸道对冷空气的适应性，使宝宝缺乏对伤风感冒、支气管炎等病的抵抗能力。

（四）多备一双袜子

脚部是阴阳经络交会之处，皮肤神经末梢丰富，是对外界最为敏感的地方。宝宝的双脚保持温暖，才能保证身体适应外界气候的变化。一方面，好动的宝宝在冬天也很容易出汗，另一方面，冬天宝宝穿的衣服多了，来不及脱裤子小便，容易将袜子尿湿。所以，妈妈不妨给宝宝多准备一双纯棉质地的袜子。

教育引导宝宝全方位发展

一、1～2岁宝宝

（一）习惯养成

1. 排便训练

（1）满足以下 3 个条件，就可以进行排便训练。①能够独自行走：孩子可以独自走路，就表示大脑皮质已经比较发达了。而且左右脑的发育基本平衡，能够控制排便。②能够听懂父母的话：如果孩子听不懂"拉臭臭""尿尿"的意思，那么即使想排便，也无法用语言表达，并不适宜进行排便训练。在排便训练之前，应该仔细观察孩子能不能听懂简单的指令。③排尿时间间隔恒定：排尿的时间间隔非常重要，如果孩子的排尿间隔是恒定的，比如 2 小时，就说明他能够控制排尿了，可以进行排尿训练了。

（2）排便训练计划可参考表 8-1。

2. 多进行户外活动，养成运动好习惯

宝宝 1 岁后可以每天进行 1 ～ 2 小时的户外活动，有助于孩子的身心发展。滑滑梯、散步等适合 2 岁内的孩子，随着年龄增长，滑滑板、骑自行车等都是不错的选择。如何让孩子爱上运动，有以下几个方面的措施。

（1）家长要先做榜样，运动不能三天打鱼两天晒网，运动应是一种常态和习惯。

（2）找到孩子喜欢的运动项目，一起参与。从了解运动的技巧开始，逐步尝试不同难度的挑战。

（3）给孩子提供更多的运动机会，减少电视、电脑、手机等因素的诱惑。

（4）运动过程要定下切实可行的目标，朝着目标前进。

表8-1 排便训练计划

1～3天	学会"尿尿"等排便用语	（1）及时更换尿布或纸尿裤，培养孩子的卫生习惯。在更换尿布或纸尿裤时要暗示孩子说："啊，尿湿了不舒服，我们换一个舒服的。" （2）孩子要大便时，教他说"拉臭"，要小便时，教他说"尿尿"，让孩子逐渐习惯用语言表达自己的感觉。 （3）当孩子想要排大小便时，可以让他自己去拿便器。 （4）记录孩子排大小便的时间，总结排便间隔时间。 （5）平时观察孩子的表情和行为，如果有异常表情，就应该劝他自己去"解决"一下。
4～6天	尊重个性，合理安置便器	（1）每个孩子的爱好都不同，有些喜欢使用婴儿专用便器，有些喜欢使用洗手间里的便器，这就需要根据孩子的喜好选择便器。 （2）通过相关绘本，让孩子明白必须在指定的地方排便。这样他就不会拒绝排便训练了。 （3）婴儿专用便器应摆放在固定的位置，冬天垫上保暖垫，洗手间的便器需要准备脚踏。
7～14天	像玩游戏一样进行排便训练	（1）可在婴儿专用便器上粘上五颜六色的贴纸，或者在便器旁贴可爱的挂图；在洗手间的便器旁贴一些可爱的、可发声的卡通图。 （2）经常让孩子把卫生纸放进洗手间里，让他明白卫生纸是洗手间里不可缺少的用品。此外，排便后，引导孩子看着冲水。 （3）同性别父母在使用便器时可以尝试开着门，孩子有模仿的天性，这样他就很容易掌握便器的使用方法了。
15～30天	培养自主排便意识	（1）这个时期的孩子什么事都想自己做，妈妈可以先帮助他穿内裤，让他感受穿的精细动作，然后为其准备便于穿脱的裤子。 （2）平时引导孩子检查自己裤子有没有被尿湿，如果没有尿湿，应及时夸奖他。 （3）因内急来不及坐到坐便器上而弄湿衣裤，也不要责骂孩子，应该让他知道弄湿衣裤的原因，引导他脱下湿衣裤并放进洗衣机内。

3. 从模仿中学习本领

宝宝认识世界就是通过不断地模仿和学习，逐渐形成独立的人格与三观。对于幼儿来说，模仿是一种很重要的学习方式，通过模仿大人的发音和动作，其语言能力和肢体动作会得到极大发展。

（1）语言模仿习得的爆发期：1岁左右的孩子会进入语言发展的关键阶段，对于动物的叫声或物体发出的声音很感兴趣，能够模仿大约4种动物的叫声。到了1岁半左右，开始学着说话。语言能力的提高就是在模仿中进行的，必须配合听觉辨别能力，加上嘴唇动作的模仿组合。若孩子在婴幼儿时期拥有许多模仿经验，其语言发展也会更加顺利。

家长需要注意的是，在语言学习过程中，如果希望孩子的语言能力发展得好，就要有主体声音的刺激，孩子才会模仿。所谓主体声音，指的是与孩子直接对话，而不是像音响传出的音乐或电视节目的讲话背景声，否则即便每日24小时长时间播放音乐或故事，也不太会诱发孩子模仿。

（2）动作模仿习得的关键期：1岁大的孩子在模仿动作的特质上出现配对概念，也就是特定物品会有相对应的动作，例如，当拿到梳子就会做出梳头发的动作；拿到电话就会把话筒放到耳边听，嘴巴总碎碎念好像在和人聊天。

1～2岁的孩子移动能力更强，除了在地上爬行之外，开始会走路，甚至爬到柜子上，对于周围环境十分好奇。但他们还不能分辨事情的对错，因此家长应该将危险物品收置于孩子不易取得之处。

4. 合理介入孩子的社交

（1）正确看待孩子的社交能力：对待孩子的社交问题，家长不必过于焦虑，也不必强求孩子一定要成为呼朋唤友、热情开朗的人。很多内向、话不多、慢热的人，一样在生活、工作中和他人相处得很愉快。

（2）培养孩子社交能力的方法：在日常生活中制定社交规则、教给孩子具体的社交策略、给孩子创造丰富的社交环境、通过游戏提升孩子的能力，以及让孩子体会到自己和他人的情绪变化等。

5. 从学穿衣服开始培养孩子的独立性

（1）学会穿衣，需要具备以下能力。①精细动作发展：需要学会如何拉好拉链，系好纽扣，要求拉、扣、系等动作准确无误。②大动作发展：需要学会"金鸡独立"，这样才能把一条腿放进裤子里。③时间概念：需要知道不同季节应该穿什么厚度的衣服。④认知发展：哪些衣服需要先穿，哪件衣服需要穿在外边，这些都是对宝宝认知能力的考验。

（2）不把穿衣服当作任务：在给孩子穿衣服时，动作一定要轻柔，同时可以多用语言鼓励宝宝，促进其语言理解能力。并且，可以用做游戏的方式让宝宝乐于配合。

6. 培养自我保护意识，学会拒绝与求助

（1）家长如何培养孩子的自我保护意识：没有出现问题前，习惯性地做预案；培养孩子遇事冷静；引导孩子学会向他人求助；学会拒绝他人的无理要求。

（2）做好性启蒙，教孩子学会拒绝与求助：婴幼儿在 2 岁左右就会对身体产生好奇心，发现男孩女孩的身体差异，这是他对未知的纯真探索。家长应该在这个时候对孩子进行简单的性启蒙，让他了解自己的身体，了解男孩和女孩的不同、小朋友和成年人身体的区别，解答孩子对于性别的疑惑，帮助他建立正确的性别观念。

（二）心智能力培养

1. 感觉统合训练

所谓感觉统合就是将人体器官的各部分感觉信息组合起来，经大脑统合作用，然后做出反应。简单来说，就是人们对外界信息的接收、处理、输出的过程，感觉统合是一个正常大脑必备的功能。

（1）感觉统合失调的表现：感觉统合失调的孩子，会对普通孩子觉得正常的外界刺激产生比较极端的反应，如不喜欢被接触，听到一点点声音就被吓到，看到马路上来来往往的行人车辆就会很快睡着等。长大一点会出现多动、注意力不集中、手眼不协调、平衡感较差、语言表达能力较差、容易紧张、害怕陌生环境等现象。

（2）幼儿感觉统合训练的方法具体如下（表8-2）。

表8-2 感觉统合训练方法

前庭平衡觉	孩子会走路以后，自信心大增。父母可以锻炼孩子走走斜坡、爬爬桌子、骑骑摇摇马、荡荡秋千等
触觉	此阶段孩子会用手去把玩、用眼睛去观察，特别是手的精细动作。可以着重锻炼手指尖的触觉辨识能力，如感知湿度、软硬、光滑、粗糙等。父母可以准备一些可以抓起的玩具，如皮球、小汽车、小珠子、积木等
视知觉	幼儿通过触摸与手部的操作，逐步建立视知觉，如大小、形状、远近等概念。至于视力方面的发展，需要主动做手眼协调的活动，才不会发生弱视问题。父母可以帮助孩子认知形状，进行大小的对比及颜色的区分
听知觉与语言	幼儿的听觉敏锐，并通过听、看了解动作的含义。父母可以通过音乐、乐器等来触动孩子的心弦，让他们自发拍手、摇摆身体、咿呀学语
嗅觉与味觉	随着孩子的长大，当他觉得孤单、委屈时，可通过依恋物（毛绒玩具、毛毯等）的气味及触感，让自己得到片刻慰藉。可以通过辅食添加，让孩子品尝不同的味道，感受不同的刺激

2. 语言发展

（1）儿童学习语言要经历理解反应、模仿、提示、主动表达4个阶段。
①理解反应阶段：孩子在放松、运动、笑的时候所发出的声音，虽不构成语言，却非常重要，积极回应孩子发出的这些声音可提高其说话的频率。父母可以仔细观察孩子，模仿他的声音和面部表情，让他知道你已经明白他要表达的

意思了。②模仿阶段：处于模仿阶段的孩子会在父母为其创造的语言环境中掌握丰富的词汇。可以通过念儿歌、讲故事、播放童谣和动画片等方式为其营造一个有声语言模仿习得的环境，丰富其语言信息量。③提示阶段：让孩子能遵从"站起来""坐下""到这里来"等指令，视情况做示范动作或用手势协助他了解，但在训练过程中协助和示范要慢慢减少。当孩子能听懂指令后，就可增加指令的难度。④主动表达阶段：注意不要事事都替孩子做好、想好，可以在孩子身边故意做一些吸引他的事情等他主动走过来，然后才回应他的要求。尽量等孩子的头或眼睛朝向你的时候才跟他说话，与他目光对视，并让他习惯了听你把话说完才让他离开。孩子没有立即回应并不代表他没听懂，他只是反应"慢半拍"，可以放慢语速继续跟他说话。

（2）一岁半以后孩子的用词会更加丰富，父母要利用生活和游戏中的各种机会鼓励孩子表达和对话。让他们学习说完整的句子，养成倾听的习惯，学会文明用语。在生活中可以让孩子参与购物、交友等，鼓励他与人对话，以促进语言表达，提升其自信。①鼓励他向别人介绍自己，但同时要理解孩子的怕生行为，父母可先做行为示范。②引导孩子在自我介绍时把话说完整。③如果孩子不愿意则不要强迫他，更不要用对方小朋友的表现来给孩子施压，父母可以简单代为介绍，下次有机会再鼓励孩子自己来。

3. 运动能力

1岁大的孩子有了自己活动的能力，并且有活动的欲望，如果家长能够顺应孩子的需求，多为他创造的机会，不但能够促进其体能的发展，也能够促进其感觉统合能力的发展。

（1）早期可以通过亲自互动的方法提高孩子活动的兴趣，具体方法如下。①摇一摇：让孩子坐在父母怀中，面朝前，双腿弯曲，两膝外张，两脚掌相对，父母双手从孩子手臂下穿过，抓住其小腿接近脚踝处，轻轻左右摇晃、上下抖动和前后倾斜等。这些动作不仅能给孩子提供前庭觉和本体觉刺激，对保持孩子身体的柔韧性也非常有益。②走一走：父母牵着孩子的一只手，让他沿着地板上的某条直线，脚跟接脚尖，一步一步朝前走。③跨一跨：用两条彩色胶带在地面上贴出一条大概 40 cm 宽的"小河"，引导孩子从河岸的这一端跨到另一端。④跳一跳：让孩子站在跳床或弹簧床上，父母牵着他的双手，先带动他一起双脚跳，再逐渐放手让他自己连续跳，但注意这个动作持续时间不宜过长，1 ～ 2 分钟即可。

（2）培养孩子的运动能力主要分为精细动作与大动作 2 个方面。精细动作是指用比较小的肌肉做一些比较小的动作，比如孩子用手握住东西、读书时要控制眼睛、画画时要手眼协调、说话时要学会运用舌头和口腔肌肉等；大动作是指孩子运动时要运用手臂、脚和整个身体这些大肌肉，做大动作，涉及的运动量比较大，所以能增强孩子的心肺功能，给大脑提供更多的血液和氧气，以促进大脑发育。

1）精细动作的练习方法：①跟孩子玩精细动作的游戏。可以跟他玩龙头接水的游戏，抓沙子填充杯子游戏，套娃游戏等。②完成一些需要精细动作的任务。可以让孩子学习自己穿脱衣服，自己吃饭。③鼓励孩子用精细动作去做创造性活动。可以鼓励孩子涂鸦，父母准备好蜡笔和画纸，让他随意涂鸦，也可以提供一些担好的面团、彩泥，让孩子随意捏出喜欢的形状。

2）有氧运动训练：可以给孩子报体育兴趣班，以保证足够的运动量。平时生活中，也可以和孩子一起制定运动计划，比如一起爬山、划船或骑自行车等，也可以吃完饭后全家人一起散步。

4. 思维力

幼儿的思维活动是以周围的实物和具体活动为基础的。因此，在促进幼儿思维能力发展的诸多因素中，最重要的就是给他创造一个有利于动手动脑的环境。可以边玩边学，比如收衣服的时候，让他将不同的袜子分类卷起来；下雨的时候让他听雨声判断雨点大小或有无；看动物的时候告诉他通过叫声区别动物。

（1）提高孩子解决问题的能力：用语言指导并巩固孩子在解决实际问题过程中所取得的成果，帮助他用动词如"伸出""倒转"等来表达他找到的解决办法，同时扩大在解决类似问题时使用这种方法的可能性。比如刚会走路的孩子被玩具熊挡住路，妈妈可以说"宝宝被熊挡住了路，怎么办"，然后做出示范"让我们挪动一下它的位置"。

（2）发展思维的灵活性：引导孩子用同种玩具进行不同的玩法，并在日常生活中引导他注意观察一种物体的多种用途，以发展其解决问题的能力。

（3）利用语言促进思维：家长可以经常用"为什么""在哪里""干什么""怎么办"等引导孩子观察、思考。孩子在多样化的活动中发展了具体性思维，并有了简单的判断能力和推理能力，学会对各种物体或现象进行简单比较和概括。

5. 观察力

观察是一种有目的的感知觉活动，是发展智力的主要途径。培养儿童的观察能力，应从发展视觉、听觉、嗅觉、触觉等感知觉能力入手，从他们感兴趣的、注意到的事物开始，有意识地引导他们去观察事物。

（1）首先，锻炼孩子观察事物的大小、形状和颜色。①识别大小：教孩子比较物体的大小，开始可选择形状类似、大小差别显著的物体来练习，如大玩偶与小玩偶，大勺子与小勺子等。②识别形状：可用同种颜色的纸板剪成两套形状不同的图形如圆形、椭圆形。孩子和家长分别拿一套，教孩子把他手中的圆形重叠到家长的圆形上，并指给他看，"这两个的形状是一样的，都是圆的"。再让他把圆形与其他形状的纸板做比较，告诉他"是不一样的"。③识别颜色：可先从红、黄、蓝、绿进行识别。一次教一种颜色，教会后再教另外一种。

（2）发展孩子的注意力。①注意力的稳定性：孩子的注意力短暂、不稳定，应帮助他将注意力集中在一个物体或一种游戏上。如玩皮球时又打算做其他事情，这时妈妈可拿起皮球，教他一些新的玩法，如教他用手在地面上转皮球，或对着墙壁滚动皮球，或扔皮球等。②扩大注意的范围：让孩子了解事物之间的联系有助于发展注意力的稳定性和注意的分配能力。在培养孩子观察事物时，应多带他接触大自然，引导他调动多种感觉器官参与观察，如让他观察日出日落、听鸟语、闻花香等。

二、2～3岁宝宝

（一）习惯养成

1. 入园前，培养规律作息

宝宝在家比较自由、随意，与幼儿园的集体生活截然不同。为了帮助他们尽快适应幼儿园的生活，应尽早调整孩子在家的作息时间，尽量按照入园要求逐步变化。家长和孩子可以共同制订一个同步幼儿园的作息安排。

（1）7：30起床、洗漱、吃早餐。刚开始可以给孩子一些缓冲时间。比如可以在床上嬉闹一会儿，起床时让孩子自己穿衣、整理床铺，培养其自理能力。早餐时候让孩子帮家长分餐具，餐后协助家长收拾餐具和桌面。

（2）8：30～9：30安排一项或多项有趣的活动。可以给孩子安排画画，做手工，玩玩具，或者做科学小实验等，要注意等这些活动结束后一定让孩子自己整理好玩具。

（3）9：30～10：30动动小身体。可以在家里做做操，跟妈妈一起练练瑜伽，跟爸爸一起游戏一番。如果是双职工家庭，可以由老人或保姆带着去户外散散步、骑会儿自行车等。外出活动时要适时补水，还要做好防护。

（4）10：30～11：00视听时间。孩子都爱看动画片、玩游戏，家长与其严防死守，不如有选择地让他看一些优秀的动画片，或选择一些网上课程。比如，可以通过视频学习英语，每天观看一个小动画片。

（5）11：00 ～ 12：00 午餐及餐后活动。午餐前可以让孩子参与分餐具，午餐时引导孩子进食有营养的食物，餐后自由活动，可以在房间坐一会游戏，或给花草浇浇水等。

（6）13：00 ～ 15：00 午休时间。如果孩子实在不想睡，也不要强迫。可以和他一起聊聊开学前的准备，开学后的创想，为孩子做做开学的心理建设。

（7）15：30 ～ 16：00 继续未完成的手工。可以带着孩子继续完成手工，讲讲故事，或是舒展一下筋骨。

（8）17：30 ～ 18：30 晚餐。从准备环节就可以让孩子参与进来，拿个鸡蛋，递个东西，大一点的孩子还可以擦桌子，摆碗筷。进餐前还可以让孩子报菜名，介绍食物的营养，有助于孩子不挑食、不偏食。

（9）19：00 ～ 20：00 亲子游戏。饭后休息片刻，可以和孩子一起亲子共读，或玩智力小游戏，享受亲子时光。也可以在小区里和其他小朋友一起玩耍，入园的时候不生疏，孩子适应得更好。

（10）20：30 洗漱，和家人说晚安。上床前，陪孩子一起洗脸、刷牙，可以讲讲睡前故事。

2. 引导孩子做家务，培养责任感

（1）为何要引导孩子做家务。①新奇、好玩：在大人眼中，家务活是任务，但是对孩子来说，家务活可能是游戏。把垃圾捡起来扔到垃圾桶里，把小碗递给妈妈等，从来没接触过，新奇又好玩。②培养主人翁意识：让孩子学着做家务，可以使其意识到"有些事情可以自己完成"，逐渐形成小主人翁的意识和责任感。③提高记忆力和逻辑思维能力：孩子做家务，其实是模仿家长做家务的过程。孩子的记忆力、思维能力都能得到提高，还能增强其自信心。

（2）2 个方法让孩子爱上做家务。①家长在做家务时，尽量让孩子看见，并且要将做家务的过程介绍给孩子听。日积月累，孩子会理解家长在做什么，为他以后做家务奠定基础。②与家长一样，孩子也有不喜欢做的家务，这就需要家长巧妙地引导。比如，如果孩子不喜欢整理玩具，妈妈可以试着说："晚上，宝宝、爸爸、妈妈都会回到家里，那么我们是不是也应该让小兔子、小熊回到自己家里呢？"这样，孩子可能就会将玩具放回玩具管里了。

3. 面对孩子抢玩具，抓住机会培养社交

（1）在安全范围内，让孩子自己协商解决。几乎每个孩子在成长的过程中都会与同伴发生争抢、吵闹。孩子与别人有冲突时一定要观察孩子的反应，他觉得委不委屈、介不介意，并询问他是否需要父母的帮助。

当然，从孩子有自我意识起，小打小闹对孩子来说再正常不过了。大多数孩子之间的矛盾是不需要家长插手的。随着年龄的增长，他们的矛盾也越来越少了，在这过程中，他们学会了如何沟通，如何解决矛盾，如何交朋友。当孩子与他人发生矛盾时，留一点时间、空间给孩子，鼓励他们自己处理，等孩子不能处理时，家长再帮忙解决。

交朋友能让孩子获得自信、幸福感和归属感，也是情商高的体现。但这些不是大人讲道理讲出来的，而是孩子们在一次次打闹，互相帮助中锻炼出来的。当然，如果孩子真的需要家长帮助，一定要及时给予帮助，站在孩子这一边，以免孩子对父母丧失信心和安全感。

（2）建立竞赛机制，把争抢化为游戏。对于稍大的孩子来说，如果他们对某个玩具都抱着势在必得的决心，家长不妨提议比赛，谁赢谁可以优先玩。但记得给没赢的小朋友一个精神奖，或者给其他东西安慰一下。这个方法不仅分散了孩子的注意力，而且化解了之前争抢玩具的紧张情绪。

（3）正确交往，教孩子学会分享。家长多教孩子简单的交往语言，提升他的人际交往能力。平时给孩子多讲讲故事，在故事当中穿插解决问题的方法。另外，要多站在孩子的角度，体会他的感受，让孩子知道你理解他，再引导他换位思考。若孩子真的不想分享也不要勉强，家长要懂得尊重孩子的选择。

（4）帮助孩子建立正确的物权意识。帮助孩子建立正确的物权意识，可以减少孩子发生争抢的行为，或者在被抢时敢于维护自己的利益。孩子的物权意识，也是家长在帮助孩子应对争抢问题时应该坚持的原则。当孩子与小朋友之间发生矛盾时，家长首先要保持一颗平常心，先问问孩子的感受，再与对方家长共同了解情况。如果是自己孩子的问题，要及时告知他做得不对的地方并向对方道歉，如果是对方孩子的问题，应趁机引导孩子独立解决。

4. 教会孩子懂得感恩

通过日常生活中的一些小事让孩子感受父母的辛勤付出，进而培养他们的感恩习惯。但往往空洞的说教很难对孩子产生作用，父母必须通过自己的言行举止引导孩子，潜移默化地影响孩子，从而使其自发地感恩生活中的一切。

父母在教育孩子时并不仅仅让孩子简单地说一句谢谢，而是鼓励孩子指出自己具体得到了什么帮助，并为此感谢。通过父母和孩子的问答，让孩子体验各种情感，帮助孩子认识到自己生活中所拥有的一切都来之不易。许多平时毫不起眼的东西也是包含他人的辛勤劳动，这样，孩子对生活就有了不一样的体会，丰富了其内心世界。

（二）心智能力培养

1. 正确引导自我意识，激发独立思考

自我意识敏感期的到来，意味着孩子开始喜欢独立思考，热衷于动手尝试。有了这种激情和全身心投入，孩子才能形成自我、走出自我，发展创造力、幸福感、独立性、意志力。

（1）常常被误解的自我意识表现：①事情不符合心意或预期就会大哭大闹，有明显的"以自我为中心"的倾向；②出现打人、咬人等现象，但这些与恶意的主观伤害无关，表达的是"排斥"的意思；③孩子通过说"不"，来表明"我"和"你"是有差别的，并体现独立意识的萌芽；④按照自己的意愿、情感、心理和意志的需要行使自己的计划，支配自己的行为；⑤家长说东，他偏往西，不让他做的事情他偏要做。

（2）借助自我意识敏感期，培养自主性格。①理解孩子，接纳他的"不顺从"：当孩子说"不"时，父母不必强行纠正，在不违反原则的情况下，最大限度地放手。但当出现违反原则的行为时，则要及时提醒、纠正。耐心引导孩子分享自己的玩具或零食，让他理解分享并不代表别人"抢"了他的东西，并体会分享的乐趣。②鼓励孩子表达自己的想法：作为父母，要帮助孩子建立自信心和自尊心，使他们能够勇敢地表达自己的想法，让孩子意识到"我已经长大了"，有权力决定自己的事情，并在付诸行动的过程中感受生活的美好。创造机会让孩子自己吃饭、穿衣、整理玩具箱等，让孩子自己动手，表现自己的能力，不要干扰，也不要在意孩子是否按照你的想法去做事情。③接纳情绪，适时鼓励：要在不同环境下注意观察孩子的情绪，并学会接纳孩子的情绪适当鼓励，有利于孩子形成正确的自我评价。举个例子，当孩子做错事时，父母一定要指出来，让孩子明白哪里做得不对，让孩子在适度的羞愧或内疚的情绪体验中形成对自我的正确评价。但切忌对孩子人格进行评价，不能"以偏概全"，而要"就事论事"。④鼓励孩子独立思考：顺应孩子的思维发展特点，引导孩子养成独立思考问题的习惯。当孩子遇到疑问，向父母求助时，最好先别告诉他答案，试着问他："这个问题你是怎么想的？"然后引导孩子去思考。也可以主动问孩子："妈妈遇到了一个烦恼，希望你能给妈妈支个招"对于孩子的想法要多赞赏、多肯定，即使孩子的想法荒唐可笑，也不要直接否定，而要巧妙引导。久而久之，孩子的思维就会越来越开阔，思考能力就会越来越强。

2. 抓住关键期，锻炼平衡感

研究发现 2 ～ 3 岁是培养孩子平衡感的关键时期，平衡感发育不良会造成孩子站无站相、坐无坐相、容易跌倒、拿东西不稳、心烦气躁、好动不安、眼睛不能盯住目标、人际关系不良、有攻击性，甚至由于大脑功能不全而影响语言能力发展及逻辑思维能力等。所以平衡感是一个整体的能力，它的发展是其他感觉发展的基础。家长可以通过以下方法锻炼孩子的平衡感（表8-3）。

表8-3 平衡感训练方法

踩石头	准备好彩纸，剪成圆形图案，铺在地板上。然后和孩子一起想象地板是小湖，散布在上面的圆形纸片是湖面上的"小石头"，踩着这些"石头"才能走到湖对面。刚开始做这个游戏的时候，先拉着孩子的手，教他一步接一步地走。熟悉之后再让他自己走，给他一个适应和学习的过程
骑摇摇马	为孩子选购一款摇摇马，或者带孩子去游乐场所玩摇摇马。引导孩子坐上摇摇马，双手扶把，通过身体动作带动摇摇马前后摆动，以实现四肢和身体的协作。孩子在学会扶把和用身体控制摇摇马摆动的过程中能很好地锻炼平衡力
走直线	在地上放一根绳子，让孩子沿着绳子走。对两三岁的孩子来说，这是一件非常困难的事情，不过能极大地锻炼其平衡感。其实平日带孩子外出时，也可以让他沿着人行道的一条直线走，或在公园里用粉笔画一条直线让孩子沿着直线走
双足交替下楼梯	让孩子随同父母上下楼梯，初时身体平衡感不好，要双足在一级台阶立稳再往下迈步。在多次练习之后，身体平衡力进一步提高，同时父母要在楼梯下方保护，以防万一

3. 想象力

在孩子想象力的发展过程中，会有一些特殊表现，很多父母会误以为这是孩子出了"问题"，比如怕黑、说谎等。

（1）家长应读懂孩子行为背后的想象力发展需求，比如下列情况（表8-4）。

表8-4 家长如何应对孩子的想象力

特殊表现	真实原因	家长这样做
问题连续不断	小脑袋里装了无数个问号，对任何事情都充满好奇	不要嫌孩子缠人、烦人，要鼓励孩子提问
开始怕黑	大脑进一步发展，开始探索未知，产生幻想性思考	别嫌孩子"胆小"，要倾听和帮助他。一个温暖的睡前故事，几分钟温柔的抚摸，或者一盏黄的小夜灯，都可以帮孩子度过这个充满幻想的怕黑阶段
开始"撒谎"	还不能完全区分"想象世界"和"真实世界"，这个阶段孩子的"谎话"其实是想象世界中的事	除了被动地理解孩子，还可以主动出击，多做一些激发孩子想象力的游戏，如角色扮演等

（2）如何激发并保护孩子的想象力。①阅读激发灵感：选择以图片为主的绘本，尽可能让孩子根据图片尝试自己编故事。②创造属于孩子自己的故事：家长可以从周围的环境出发创造一个小故事，发挥想象力，让孩子变成故事里的主角。③鼓励唱歌、敲打等即兴表演：给孩子准备乐器玩具，让他随着音乐跳舞，和他一起唱歌，甚至鼓励他即兴演奏，这些都是极具创造性的活动，能够激发孩子的无限想象力。④玩角色扮演游戏：在游戏中发展语言和社交能力，表达自己的情绪，如悲伤或害怕。家长可以帮孩子准备角色扮演所需要的服装、用品等，让孩子在扮演角色时更有代入感。

4.专注力

对心智还不成熟、自控力不强的孩子来说，如果他们对所做的事情不感兴趣，周围的环境干扰太多，家长布置的任务太多，都会让他们无法专注地做某件事。家长需要自省，平时是否有太多无意识的关爱行为，不同情境下家长的正确做法具体如下。

（1）孩子在地上认真地搭着积木房子，十分专注。妈妈一会儿给他吃颗糖果，一会儿又喊他休息，一会儿又催促他收拾玩具。孩子的"大工程"计划就这样被妈妈的"关心问候"多次打断了。这时，要想孩子专心做事，家长就应该保护好他做事情的"连贯性"，让他能够感受"由始至终"的连续感。

（2）太多的玩具会让孩子变得"贪心"，这个玩一下，那个也玩一下，很容易分心。注意力不集中就是在多次不断转换玩玩具的过程中逐渐形成的。这是，家长可以每次给 1 ~ 2 个玩具，让孩子能和玩具"深入"互动。

（3）孩子在自娱自乐搭积木玩，爸爸非要参与，还对他搭建的汽车给一些"指导性意见"，孩子玩游戏的乐趣就这样被爸爸的指手画脚打消了，这是，应让孩子先自己完成，如果孩子向家长求助，家长再适时指导。

（4）有时候妈妈会发现孩子经常重复做着同一件事情，比如他想画一只小猫，但好像对画出的小猫总是不满意，画好了又擦掉重画一遍。妈妈对于孩子的执着难以理解，看到他多次反复后，就建议他可以先不画画，去做点别的。这是，家长不要随便干扰孩子正在进行的活动，让他一直处于忘我的境地，更容易发展其专注力。

参考文献

CAN KAO WEN XIAN

［1］ 王临虹.实用妇女保健学［M］.北京：人民卫生出版社，2022.

［2］ 朗景和.协和名医女性健康必读［M］.北京：中国妇女出版社，2021.

［3］ 韩历丽，白文佩.更年期妇女保健工作手册［M］.北京：人民卫生出版社，2022.

［4］ 慧海.写给准妈妈的备孕胎教书［M］.北京：中国人口出版社，2021.

［5］ 马良坤.协和医生＋协和妈妈圈干货分享备孕 有声版［M］.北京：中国轻工业出版社，2022.

［6］ 萨拉·贾维斯医生.女性健康百科［M］.北京：中国妇女出版社，2018.

［7］ 杨利侠.女性生殖健康的中医帮手［M］.北京：中国中医药出版社，2019.

［8］ 张子琴.女性心理学读懂女性读懂世界［M］.北京：中国商业出版社，2023.

［9］ 王华，方俊群，荣晓萍.科学孕育关爱无限做好优生优育远离出生缺陷［M］.北京：人民卫生出版社，2021.

［10］杨翔.优生优育与母婴保健［M］.北京：人民卫生出版社，2019.

［11］张楚南，刘忠华.新婚健康知识图册［M］.北京：中国医药科技出版社，2018.

［12］徐文.孕妈，你的完美40周孕产期［M］.北京：中国轻工业出版社，2020.

［13］邹世恩.女生健康养护指南［M］.北京：科学技术文献出版社，2022.

［14］张丹.女性生殖健康［M］.杭州：浙江大学出版社，2022.

［15］潘锋.加强出生缺陷综合防治，提高优生优育服务水平［J］.中国当代医药，2023，30（7）：4-6.

［16］朱洪峰，梁宏安.关于提高优生优育服务水平的几点思考［J］.人口与健康，2021（11）：38-40.

［17］徐凯.青春中期女性健康状况和性别角色冲突的相关性调查［J］.中国妇幼保健，2022，37（6）：1058-1061.

［18］林少红.探讨两癌筛查对女性健康的重要性［J］.中国医药指南，2023，21（4）：77-80.

［19］刘慧妮，郑欣语，刘玉鑫，等.原发性骨质疏松症高危女性健康促进行为现状及影响因素［J］.医学信息，2022，35（20）：105-109.